Gerhardt Katsch – Tagebuch

Gerhardt Katsch

Greifswalder Tagebuch 1946–47

Herausgegeben, kommentiert und eingeleitet von
Dirk Alvermann,
Irmfried Garbe
und Manfred Herling

Ludwig

Bibliografische Information Der Deutschen Bibliothek

Die Deutsche Bibliothek verzeichnet diese Publikation in der Deutschen Nationalbibliografie; detaillierte bibliografische Daten sind im Internet über http://dnb.ddb.de abrufbar.

2., veränderte und erweiterte Auflage

Holtenauer Straße 141
24118 Kiel
Tel.: +49-(0)431-85464
Fax: +49-(0)431-8058305
info@verlag-ludwig.de
www.verlag-ludwig.de

Gestaltung: Daniela Zietemann

Gedruckt auf säurefreiem und alterungsbeständigem Papier
Printed in Germany

ISBN: 978-3-937719-70-2

INHALT

VORWORT

zur zweiten Auflage

Die erste Auflage des Greifswalder Tagebuches von Gerhardt Katsch erschien im Advent 2007. Wir waren uns sicher, es würde hier und da wohl Interesse finden. Daß jedoch nach nur einem Vierteljahr jene Auflage restlos vergriffen sein würde, hätten wir uns nicht einmal träumen lassen. Gerhardt Katschs dichte Beschreibungen treffen ganz offensichtlich auf ein Bedürfnis der Rückerinnerung, das weitaus größer ist, als wir es uns vorzustellen wagten. Darüber freuen wir uns natürlich sehr. Zahlreiche Leserinnen und Leser suchten Kontakt zu uns und trugen durch Hinweise, Erinnerungen und Rückfragen dazu bei, daß diese zweite Auflage nicht nur in so rascher Zeit, sondern auch in verbesserter und erweiterter Form erscheinen kann.
Die hoffentlich letzten Druckfehler wurden getilgt, einige Personenerläuterungen neu eingefügt, die Einleitung geringfügig erweitert und ein kleiner, aber bedeutender Fund gemacht, der unsere frühere Vermutung, Gerhardt Katsch habe weitere Tagebücher zu Papier gebracht, untermauert. Es handelt sich bei diesem neuen Fund um ein schmales, unscheinbares Heftchen, in dem auf teilweise lose eingelegten Blättern Katsch selbst kurze handschriftliche Auszüge aus einer offenbar mehrhundertseitigen Tagebuchabschrift notierte. Dieses Heftchen, welches Katsch selbst mit dem Titel »Exzerpte aus Tagebuchnotizen« versah, kam im Zuge fortgesetzter Recherchen, zu denen uns die zahlreichen Leserechos beflügelten, in den umfangreichen Nachlaßpapieren zum Vorschein, die 1977 ins Greifswalder Universitätsarchiv gelangt sind.
Der komplette Abdruck dieser Exzerpte findet sich nun im Anschluß des Tagebuchtextes, die genaue Fundbeschreibung im ersten Abschnitt der Einleitung. Damit verstärkt sich die von vielen geäußerte Hoffnung, dem Chronisten Gerhardt Katsch in weiteren Tagebüchern begegnen zu können. Doch die müssen noch gefunden werden. In den Papieren des Universitätsarchivs liegen sie leider nicht.

Mit einem Dank an alle, die zum Gelingen dieser erweiterten Auflage beigetragen haben, auch an die Historische Kommission für Pommern, übergeben wir das Greifswalder Tagebuch von Gerhardt Katsch auf's Neue der Öffentlichkeit.

Greifswald am 13. März 2008 *Die Herausgeber*

EINLEITUNG

DAS DOKUMENT

von Manfred Herling

Nach dem Tod von Frau Irmgard Katsch, geb. Gräfin Holck, († 4.11. 1977) beauftragte der in der Bunderepublik lebende Sohn Burchard die ehemalige Privatsekretärin seines Vaters und Vertraute der Familie, Frau Brigitte Schreder, mit der Auflösung der elterlichen Wohnung. Diese Wohnung in der Greifswalder Petershagenallee unterlag – wie alle Wohnungen in der DDR – der Zwangsbewirtschaftung, obwohl sie sich im eigenen Haus der Familie Katsch befand. Die Räumung stand so unter einem gewissen zeitlichen Druck. Am 14.11.1977 wandte sich Frau Schreder an das Universitätsarchiv mit der Bitte, den Schriftgutnachlaß von Professor Katsch durchzusehen und das für die Wissenschafts- und Universitätsgeschichte wichtige Dokumentationsgut in seine Obhut zu übernehmen.

Die Durchsicht und Bewertung des Schriftgutes erfolgte in der Zeit vom 15. bis 30.11.1977. Dabei wurde deutlich, daß es sich hier um für die Forschung in mehrfacher Hinsicht interessantes und aussagekräftiges Material handelte. Es wurden darum kaum Einzelschriftstücke aus dem Bestand kassiert, sondern derselbe nahezu komplett im Umfang von ca. 3 lfm. am 8.12.1977 ins Universitätsarchiv übernommen.

Bei jener Durchsicht der Unterlagen fiel ein an sich äußerlich unscheinbares, 1 cm dickes Schreibheft auf. Es ist in zwei 20×15,5 cm große, braun-beige gesprenkelte Pappdeckel mit einem isolierbandähnlichen, schmalen, schwarzen Rücken gebunden. Auf dem vorderen Deckel klebt ein weißes Schild mit der flüchtigen Aufschrift »5.10. 1946–2.7.1947«. Diese Aufschrift wiederholt sich auf dem inneren Vorsatzblatt.

Es bestand von Anfang an kein Zweifel, daß es sich hier um ein von Prof. Katsch geführtes Tagebuch handelte. Die Eintragungen umfassen zwar den angegebenen Zeitraum, berücksichtigen aber nicht jeden Kalendertag. Sie verteilen sich auf 92 liniierte Blätter sowie auf die unliniierte Innenseite des hinteren Einbanddeckels. Für die Zeit vom 22. bis 30.5.1947 sind auf zwei losen Blättern Din A4 weitere Tagebuchnotizen beigefügt. Ebenfalls ungebunden liegen dem Tagebuch eher zufällig folgende Dokumente bei.

1. kurze Notizen von Prof. Katsch betr. militärische Angelegenheiten vom 17.6.1943
2. ein Brief der Frau Edith Hötzendorfer an Frau Katsch vom 29.4.1946 (Absendeort unbekannt)
3. ein Schreiben des kommissarischen Dekans der Medizinischen Fakultät Prof. Stephan an Prof. Katsch vom 23. November 1946 betr. Anordnung der SMA Schwerin an die Professoren, drei bestimmte Absätze aus dem Befehl 208 des Alliierten Kontrollrates in ihren Vorlesungen zu verlesen
4. eine Mitteilung der Ilse Fach an Prof. Katsch vom 1.6.1947 betr. die Entlassung mehrerer medizinischer Mitarbeiter
5. ein Schreibmaschinendurchschlag eines undatierten, zweiseitigen Brieffragments von Frau Katsch an ihren Sohn Burchard in Mexiko
6. ein Presseausschnitt aus der »Täglichen Rundschau« vom Sonntag, 2. September 1946, betr. »Mathilde Franziska Annecke. Eine Pionierin der Selbstbefreiung der Frau«
7. eine maschinenschriftliche Abschrift und Übersetzung auf drei Seiten Din A 4 aus »News Chronicle«, Donnerstag 21. Februar 1946, Seite 2
8. ein Presseausschnitt, vermutlich aus der »Täglichen Rundschau«, ohne Datum, betr. Zitat von Victor Hugo
9. eine Kurznotiz, ohne Datum, betr. Alexander Abusch und B. Traven
10. eine gedruckte Einladung der »Deutschen Zentralverwaltung für das Gesundheitswesen in der Sowjetischen Besatzungszone« zur Gedächtnisfeier anläßlich des 125. Geburtstages von Rudolf Virchow (geb. 13. Okt. 1821) am 27. Oktober 1946

Der unvermittelte Beginn von Gerhardt Katschs handschriftlichen Eintragungen und die Art der Tagebuchführung lassen vermuten, daß es möglicherweise einen Vorläufer des Tagebuches gab oder gibt, von dem jedoch bisher nichts bekannt ist. Es erscheint jedenfalls merkwürdig, daß Prof. Katsch nicht auch über die für ihn besonders wichtigen und ereignisreichen Jahre 1944/45, das Ende des Dritten Reiches und die kampflose Übergabe Greifswalds, an der er aktiv beteiligt war, Tagebuchnotizen hinterlassen hat.

Die im Anhang veröffentlichten »Exzerpte aus Tagebuchnotizen«, die den Zeitraum 10.9.1946 bis 4.1.1949 umfassen, untermauern diese Vermutung. Auf der letzten Seite des Oktavheftes, welches diese Exzerpte enthält und das erst vor kurzem im Nachlaß Gerhardt Katschs im Universitätsarchiv aufgefunden wurde, sind offensichtlich die Seiten der Vorlage notiert, aus dem die hier gemachten Exzerpte stammen (127, 159, 166, 173, 191, 192, 208, 213, 221, 225, 226, 229, 243, 244, 254, 255, 261, 279, 280, 289, 303, 312, 313, 317, 318). Diese Seitenzählung, auch für den ersten Bereich der Einträge, paßt nicht zu den Zählungen des erhaltenen handschriftlichen Tagebuchs von 1946–47. Möglicherweise wurden die Exzerpte daher aus einer Abschrift mehrerer Tagebücher, die heute nicht mehr erhalten ist, gemacht. Diese Abschrift der originalen Tagebücher muß eine durchgehende Seitenzählung aufgewiesen haben. Die in den Exzerpten enthaltenen Seitenangaben lassen vermuten, daß die Abschrift bereits Notizen aus dem Jahre 1945 enthielt. Damit scheint sich die Annahme zu bestätigen, daß es Vorgänger und Nachfolger des hier edierten Tagebuches gegeben hat. Anlaß dieser Exzerpte scheint eine Darstellung zur Gründungsgeschichte des Diabetes-Instituts Karlsburg gewesen zu sein.

Tagebuchleser mit Kenntnis und Erfahrung der politischen Verhältnisse in der DDR werden ermessen können, daß es sich im DDR-Verständnis bei zahlreichen Eintragungen um politisch außerordentlich brisante Aussagen und Wertungen handelt, die mit der von der DDR vertretenen politischen Linie nicht übereinstimmten.

Ich, als damaliger Leiter des Universitätsarchivs, entschloß mich daher, über den Besitz dieses historischen Dokumentes zu schweigen und zu verhindern, daß etwa die Staatssicherheit von der Existenz des Katsch-Tagebuchs Kenntnis erlangte und ihr Interesse zur Einsichtnahme anmeldete. Die Vorsichtsmaßnahme erschien mir notwendig, da schon vor längerer Zeit auf dem Wege der mündlichen Belehrung vom Rektorat die Anweisung ergangen war, den »Genossen der Staatssicherheit« bei Anforderung jegliche Unterlagen sowohl für die Einsichtnahme als auch für die Ausleihe unkompliziert zur Verfügung zu stellen. Meine Erfahrung hatte in der Zwischenzeit bereits gezeigt, daß einige von der Staatssicherheit angeforderte personenbezogene Unterlagen nicht an das Universitätsarchiv zurückgegeben worden waren.

Die Staatssicherheit hatte in den siebziger Jahren ihre Kontrolle über und ihren Einfluß auf die Universität weiter ausgebaut, indem die Funktion eines mit ihr eng verbundenen »Sicherheitsbeauftragten« geschaffen wurde. Dessen Aufgabe bestand in der politischen Überwachung des Universitätslebens und der Mitarbeiter sowie der dienstlichen Korrespondenz und des Postverkehrs der Universitätsangehörigen mit der Bundesrepublik Deutschland und dem »kapitalistischen Ausland«. In diesem Zusammenhang wurde ich als Leiter des Universitätsarchivs gezwungen, einen Schlüsselsatz für sämtliche Archivräume an den Sicherheitsbeauftragten auszuhändigen, der sich jederzeit ungehindert und unkontrolliert im Archivbereich, einschließlich der Magazine, bewegen konnte. Der Sicherheitsbeauftragte demonstrierte mehrfach provokant seine Macht, indem er sogar während der Anwesenheit der Archivmitarbeiter mit völlig unbekannten Personen und unangemeldet durch die Hintertür die Archivräume betrat. Erst der Rektor Professor Dr. Dieter Birnbaum (1979–1985) stellte nach meiner Beschwerde über diese untragbaren Zustände die Ordnung wieder her und ordnete die sofortige Rückgabe der Schlüssel an den Archivleiter an.

Unter diesen unsicheren Bedingungen erschien es mir zweckmäßig und notwendig, das Tagebuch bis zu politisch entspannteren Zeiten privat aufzubewahren. Heute befindet es sich wieder in der Obhut des Universitätsarchivs.

Prof. Gerhardt Katsch war ein erfahrener, international anerkannter Wissenschaftler, der sich durch seine Leistungen in der Universitäts- wie auch Stadtgeschichte für immer eine herausragende Position erworben hat. Seine Tagebuchaufzeichnungen sind frei von tendenziösen Darstellungen. Sie dienten seinem Verfasser als vertrauliche Erinnerungsstütze erlebter Zeitgeschichte. Es ist unwahrscheinlich, daß sie für eine spätere Veröffentlichung vorgesehen waren. Sie besitzen aber als historische Quelle besonderen Wert und verdienen um der historischen Aufklärung spannungsvoller Jahre willen allgemeine Kenntnis. Es ist dem Interesse und der finanziellen Unterstützung der Historischen Kommission für Pommern und einiger Privatpersonen zu verdanken, daß das Tagebuch in der vorliegenden Edition einer breiteren Öffentlichkeit zugänglich gemacht werden kann.

DIE ZEIT

von Dirk Alvermann

In der Nacht vom 29. auf den 30. April 1945 brach eine Gruppe von Parlamentären aus Greifswald in Richtung Anklam auf, wo sie im Auftrag des Kampfkommandanten Oberst Rudolf Petershagen, den auf Greifswald vorrückenden Truppen der 2. Belorussischen Front, die kampflose Übergabe der Stadt anbieten sollte. Neben Oberst Max Otto Wurmbach und dem Rektor der Universität, Carl Engel, nahm auch der Direktor der Medizinischen Universitätsklinik Gerhardt Katsch an dieser Fahrt teil. Die Mission endete glimpflich. Eine Übergabevereinbarung wurde ausgehandelt und die Stadt erlebte das Kriegsende ohne nennenswerte Zerstörungen.[1] Greifswald und die Universität waren vor der Vernichtung bewahrt worden. Die mit der Nachkriegsentwicklung einhergehenden politischen Turbulenzen, die Folgen des wirtschaftlichen Zusammenbruchs, persönliche Entbehrungen und Tragödien blieben ihnen dennoch nicht erspart.

Anders als an den meisten deutschen Universitäten wurde in Greifswald aufgrund der Übergabevereinbarungen auch nach der militärischen Besetzung der Unterricht fortgesetzt.[2] Mitte Mai wurde der amtierende Rektor, Carl Engel, seines Amtes enthoben und später verhaftet. Die Wahrnehmung seiner Aufgaben übertrug man bis

---

1 Vgl. dazu Helge Matthiesen, Das Kriegsende 1945 und der Mythos von der kampflosen Übergabe, in: Greifswald. Geschichte der Stadt, hg. v. Horst Wernicke, Greifswald 2000, S. 135–140. Dort auch weiterführende Literatur.

2 Für die Nachkriegsgeschichte der Universität vgl. die Überblicksdarstellungen von Hans Schröder, Zur politischen Geschichte der Ernst-Moritz-Arndt Universität Greifswald, in: Festschrift zur 500-Jahrfeier der Universität Greifswald, Bd. 1, Greifswald 1956, S. 53–155, bes. S. 141ff., auch Die antifaschistisch-demokratische Umwälzung an der Ernst-Moritz-Arndt-Universität Greifswald (1945 bis 1951), in: Aus Geschichte und Gegenwart der Ernst-Moritz-Arndt Universität Greifswald (=Wiss. Zeitschr. d. EMAU Greifswald, Gesellschafts- und Sprachwissenschaftliche Reihe, Heft 3–4, Jg. XXIII, 1974, S. 123–126 sowie Wolfgang Wilhelmus u.a., Universität Greifswald 525 Jahre, Berlin 1982, S. 48–49.

auf weiteres dem politisch unbelasteten Theologen Ernst Lohmeyer. Erst am 29. Mai wurde der Lehrbetrieb unterbrochen und am 30. Mai 1945 auf Befehl des Stabes der 2. Belorussischen Front eingestellt. Wenige Tage später wurden die meisten Seminare, Institute und Bibliotheken versiegelt. Lediglich die Kliniken setzten die Patientenversorung für die Bevölkerung fort. Zu diesem Zeitpunkt zählte der Lehrkörper der Universität noch 162 Mitglieder.[3]

Nachdem sich die Besatzungsorgane der alliierten Siegermächte Anfang Juni 1945 formiert hatten und am 6. Juni auch die Sowjetische Militäradministration in Deutschland (SMAD) eingerichtet worden war, nahmen auf der Länderebene der Sowjetischen Besatzungszone (SBZ) provisorische Landesverwaltungen und Militäradministrationen ihre Arbeit auf.[4] Während in der deutschen Zivilverwaltung die für die Universitäten zuständige Fachabteilung in Schwerin ihre Tätigkeit fortsetzte und im Juni 1945 in die Abteilung Kultur und Volksbildung, nach den Wahlen 1946 schließlich in das Ministerium für Volksbildung des Landes Mecklenburg um-

3 Alle Zahlenangaben, wenn nicht anders vermerkt aus Agneta Schönrock, Zur antifaschistisch-demokratischen Umgestaltung der Universität Greifswald (Mai 1945–Ende 1946), Diss. Greifswald 1981. Seither sind auch Zahlen aus den Quellen des Staatsarchivs der Russischen Föderation in Moskau (GARF) veröffentlicht worden, die davon abweichen, aber sicher Verzerrungen enthalten, die dem damaligen Berichtswesen geschuldet sind. Schönrocks Zahlen basieren auf der Auswertung der Personalakten und Entnazifizierungsunterlagen im Universitätsarchiv Greifswald.

4 Für die zivile Verwaltung: Johannes Kornow, Arbeiterklasse und Staatsmacht im Prozeß der antifaschistisch-demokratischen Umwälzung in Mecklenburg und Vorpommern von Mai 1945 bis zur Konstituierung der im Herbst 1946 gewählten Machtorgane, Diss. Greifswald 1984; Die Landesregierung in Mecklenburg-Vorpommern unter sowjetischer Besatzung 1945–1949. Bd. 1: Die ernannte Landesverwaltung Mai 1945–Dezember 1946. Eine Quellenedition, hg. v. Andreas Röpcke, eingeleitet und bearbeitet von Detlev Brunner (Quellen und Studien aus den Landesarchiven Mecklenburg-Vorpommerns 5), S. 11–88. Für die militärische Verwaltung: Jan Foitzik, Sowjetische Militäradministration in Deutschland (SMAD) 1945–1949. Struktur und Funktion (Quellen und Darstellungen zur Zeitgeschichte 44), Berlin 1999; Joachim Mai, Die Sowjetische Militäradministration des Landes Mecklenburg-Vorpommern SMAM, in: Land – Zentrale – Besatzungsmacht. Landesverwaltung und Landesregierung in der sowjetischen Besatzungszone, hg. v. Detlev Brunner, Werner Müller u. Andreas Röpcke, Frankfurt a. M. 2003, S. 187–200; Inventar der Befehle der Sowjetischen Militäradministration Mecklenburg (-Vorpommern) 1945–1949, zusammengestellt, bearbeitet und eingeleitet v. Detlev Brunner, München 2003.

gewandelt wurden,[5] bildete auch die Sowjetische Militäradministration in Mecklenburg (SMAM) eine eigene Struktur, in Gestalt der Abteilung Volksbildung, für den Bereich der Hochschulen aus. Zugleich wurden die Hochschulen vom Sektor Hochschulen der Abteilung Volksbildung der SMAD in Berlin, die wiederum der Ende Juli 1945 gebildeten Deutschen Zentralverwaltung für Volksbildung (DZVVB) in Berlin die Aufsicht über die Hochschulen übertrug, inspiziert und bewertet.[6] Die DZVVB verfügte allerdings nicht über die Befugnis, gegenüber den Landesbehörden Befehle oder Verfügungen zu erlassen, und nahm demnach eher koordinierende Funktionen wahr.[7] Faktisch schuf sie aber den maßgebenden Handlungsrahmen für die Landesbehörden. Die zunehmende Zentralisierung der Hochschulverwaltung stieß bei der Abteilung Kultur und Volksbildung der Landesverwaltung und dem Hochschulreferenten Fritz Müller, der mit den Repräsentanten der Abteilung Volksbildung der SMAM bislang reibungslos zusammengearbeitet hatte, auf Kritik.[8] Bald schon zeichneten sich sachliche Meinungsverschiedenheiten zwischen den Instanzen ab.

5 Peter-Joachim Rakow, Das mecklenburgische Volksbildungsministerium 1945–52. Struktur- und Funktionsgeschichte eines Landesministeriums, in: Archivmitteilungen 17.4 (1967), S. 143–149.

6 Vgl. dazu insbesondere Pjotr I. Nikitin, Zwischen Dogma und gesundem Menschenverstand. Wie ich die Universitäten der deutschen Besatzungszone »sowjetisierte«. Erinnerungen (edition bildung und wissenschaft 6), Berlin 1997, S. 23–54 und Andrej P. Nikitin, Die Sowjetische Militäradministration und die Sowjetisierung des Volksbildungssystems in Ostdeutschland 1945–1949, in: Hochschuloffiziere und Wiederaufbau des Hochschulwesens in Deutschland 1945–1949. Die Sowjetische Besatzungszone (edition bildung und wissenschaft 4), Berlin 2000, S. 1–10; auch Natalja P. Timofejewa, Deutschland zwischen Vergangenheit und Zukunft: Die Politik der SMAD auf dem Gebiet von Kultur, Wissenschaft und Bildung 1945–1949. Einleitung, in: Die Politik der Sowjetischen Militäradministration in Deutschland (SMAD): Kultur, Wissenschaft, Bildung 1945–1949. Ziele, Methoden, Ergebnisse. Dokumente aus russischen Archiven (Texte und Materialien zur Zeitgeschichte 15), hg. v. Horst Möller u. Alexander O. Tschubarjan, München 2005, S.9–30; vgl. zur DZVVB auch Theodor Brugsch, Und wieder ist Krieg – Befreiung zu neuem Beginn, in: Günter Albrecht / Wolfgang Hartwig (Hg), Ärzte. Erinnerungen – Erlebnisse – Bekenntnisse, Berlin 6. Aufl. 1988, S. 149–174 und sein Biogramm, ebd. S. 461–463

7 Recht anschaulich dargestellt ist dieses Dilemma und sein politischer Hintergrund bei Pjotr I. Nikitin, Dogma (wie Anm. 6), S. 39ff.

8 »Völlig neue Aufgaben brachte die Zusammenarbeit mit der Deutschen Verwaltung für Volksbildung in Berlin und mit der Volksbildungsabteilung des Chefs der Sowjetischen

Die Anstrengungen der SMAM und der Abteilung Kultur und Volksbildung in Schwerin liefen auf eine umfassende Entnazifizierung der Hochschulen des Landes und ihre baldige Wiedereröffnung hinaus.[9] An der fast völlig unversehrten Universität Greifswald – nur etwa 9 Prozent des Baubestandes war beschädigt – schien die Schaffung der Vorraussetzungen für eine Wiedereröffnung greifbar nahe. Noch im Oktober 1945 war der seitens der SMAD mit der Inspektion der Universität beauftrage Major Iwan M. Jessin der Meinung, daß der Unterricht in Greifswald noch 1945 wieder aufgenommen werden könne, während man in Rostock erst 1946 soweit sei.[10] Die zivilen

Militäradministration Schwerin. Solange erste im Aufbau war, hatte die hiesige Hochschulabteilung mehr eigene Initiative als jetzt, wo sich immer mehr eine Zentralisierung herausstellt. Das Überwiegen der Verwaltung, besonders in Fragen der Berufung des Lehrkörpers, macht sich jetzt in vielen Fällen hemmend bemerkbar. Die Initiative der Hochschulabteilung ist durch mehrere Bestimmungen der Deutschen Verwaltung für Volksbildung sehr eingeschränkt worden. Die Zusammenarbeit zwischen der Abteilung und der Vertretung der SMA ist bisher in vertraulichen Formen verlaufen. Seit 1945 haben die Leiter der Volksbildungsabteilung, Leutnant Nomofilow, Major Kasianoff und Professor Nadejeschjdin unmittelbaren Einfluß auf die Arbeit der Hochschulabteilung genommen. […] Auch mit dem Universitätsoffizier der SMA, Leutnant Rassin, hat sich eine reibungslose Zusammenarbeit entwickelt. Der Geschäftsgang, der in dieser Zusammenarbeit in den Jahren 1946/47 sich langwierig und zuweilen hemmend gestaltete, ist jetzt flüssiger geworden. Der neue Chef, Kapitän Tschefschenko nimmt sich mit größter persönlicher Initiative auch der Hochschulabteilung an.« Universitätsarchiv Greifswald, Nachlaß Prof. Dr. Paul Hoffmann Nr. 3, Bericht der Landesregierung »Drei Jahre Arbeit des Ministeriums für Volksbildung in Mecklenburg 1945–1948« (künftig zitiert als UAG, Nachlaß P. Hoffmann, Drei Jahre).

9 Dmitrij N. Filippovich, Die Entnazifizierung der Universitäten der Sowjetischen Besatzungszone Deutschlands, in: Hochschuloffiziere und Wiederaufbau (wie Anm. 6), S. 35–52; allg. Damian van Melis, Entnazifizierung in Mecklenburg-Vorpommern. Herrschaft und Verwaltung 1945–48 (Studien zur Zeitgeschichte 56), München 1999.

10 Pjotr I. Nikitin, Dogma (wie Anm. 6), S. 61. Vgl. dagegen Jessins später aufgezeichnete eigene Erinnerung: I. M. Esin [Jessin], Weil der Mensch für uns das höchste Wesen ist. Gedanken und Erinnerungen, in: Erinnerungen sowjetischer Hochschuloffiziere 1945–1949 (Studien zur Hochschulentwicklung 81), hg. v. Roland Köhler und Hans-Jürgen Schulz, Berlin 1977, S. 8–11. Zum Rostocker Neuanfang vgl. Günther Rienäcker, Wiederbeginn der Universität Rostock im Jahre 1946 und erste Schritte auf dem neuen Wege, in: Wissenschaftliche Zeitschrift der Universität Rostock, Gesellschafts- und sprachwiss. Reihe, Jg. 5, Sonderheft 1955/56, S. 85–93 und Fritz Müller, Der Antifaschistisch-demokratische Aufbruch der Universitäten Rostock und Greifswald im Jahre 1945, in: Unser Ostseebezirk 1960, H. 3, S. 76–89.

Behörden und die Aktivisten der KPD, die nach Kriegsende mit der »Gruppe Sobottka« ins Land zurückgekehrt waren, sahen das anders.[11]

Zumindest weisen die Erinnerungen des späteren Schweriner Bildungsministers Gottfried Grünberg, der 1945 die Arbeit der Parteigruppen von KPD und SPD in Greifswald zu koordinieren versuchte, darauf hin. Die Diskussionen mit Parteifunktionären wie Richard Fritze oder Max Burwitz vor Ort nahmen ihn gegen die in seinen Augen »kleinste, dafür aber die reichste und reaktionärste Universität Deutschlands« ein.[12] Das hier gewonnene Bild blieb nicht ohne Auswirkungen auf die später von ihm verantwortete Hochschulpolitik.

Die Konzeptionen für die Struktur und Funktion der neu zu eröffnenden Landesuniversitäten waren bei der SMAD und den Landesbehörden durchaus unterschiedlich. Die Universität Greifswald hatte bereits im Mai 1945 Vorschläge im Sinne einer Erweiterung des Lehrangebotes durch Gründung einer Landwirtschaftlichen Fakultät, einer Forstwirtschaftlichen Fakultät, einer Tierärztlichen Fakultät und eines Osteuropa-Instituts unterbreitet.[13] Die SMAD neigte dazu, nach erfolgter Entnazifizierung und Reformierung des Lehrprofils, insbesondere an den Philosophischen Fakultäten, die Hochschulen in alter Form wieder zu eröffnen, wobei selbst die Einrichtung der Rechts- und Staatswissenschaftlichen Fakultät

---

11 Vgl. zur »Gruppe Sobottka« und den Aufbau der zivilen Verwaltung in Greifswald zuletzt Jeanette Michelmann, Aktivisten der ersten Stunde. Die Antifa in der Sowjetischen Besatzungszone, Köln 2002, S. 329–346.

12 Richard Fritze (1887–1950) wurde später mit dem Aufbau der ABF beauftragt, Max Burwitz war 1947 Oberbürgermeister in Greifswald und 1949 in Rostock, laut Grünberg hatte er mit dem Vorwurf »Nirgends in Deutschland sah man so viele SS-Uniformen in den Hörsälen und Seminarräumen wie an unserer Universität« einen härteren Kurs gegen die Universität gefordert, so Gottfried Grünberg, Kumpel, Kämpfer, Kommunist, Berlin 1977, S. 218f. Vgl. zum letzteren auch Max Burwitz, Vor vierzehn Jahren in Greifswald, in: Wir sind die Kraft. Der Weg zur Deutschen Demokratischen Republik. Erinnerungen, Berlin 1959, S. 527–546.

13 Schreiben des Rektors Lohmeyer an den Greifswalder Stadtkommandanten vom 22. Mai 1945 in UAG Altes Rektorat, R 458, Bl. 235ff. Hinter diesen Vorschlägen stand natürlich auch das Bemühen um die Bewahrung des umfangreichen Forst- und Güterbesitzes der Universität, über 10.000 ha, vor dem Zugriff durch die Bodenreform.

anfangs nicht grundsätzlich in Frage gestellt wurde.[14] Die Verantwortlichen der zivilen Landesverwaltung diskutierten dagegen Pläne, die einer Amputation der Universitäten gleichkam. Minister Grünberg war damals folgender Auffassung: »bei den Naturwissenschaften müßte vorerst alles bleiben, wie es ist, Theologie müßte verschwinden, Philosophie würde ich stark einschränken, nur Geschichte der Philosophie lehren lassen. Dafür müßte aber dialektischer und historischer Materialismus von Gastprofessoren gelesen werden. Die juristische Fakultät würde ich vorerst nicht eröffnen.«[15]

Einig war man sich, daß vor der Eröffnung eine Entnazifizierung durchgeführt werden müsse, die einen Elitewechsel[16] an den Hochschulen herbeiführen würde. Diese Entnazifizierung entwickelte sich zu einem unübersichtlichen Verfahren, in dem Kompetenzen und Zusagen eine geringe Verfallszeit hatten und dessen sich jeweils radikalisierende Schübe die Universität als existenzbedrohend wahrnehmen mußte.[17] Zu dem klaren personellen Schnitt, den man von ihr forderte, war die Universität unter den herrschenden Bedingungen gar nicht in der Lage und geriet zunehmend in den Ruf subversiven Verhaltens oder gar der »Sabotage«.[18] Eines der Opfer dieser Einschätzung wurde der damalige Rektor Ernst Lohmeyer, den man unter dem Vorwurf, während seiner aktiven Militärdienstzeit an Kriegsverbrechen beteiligt gewesen zu sein, am Vorabend

---

14 Vgl. Pjotr I. Nikitin, Dogma (wie Anm. 6), S. 68. Zur Frage der Rechts- und Staatswissenschaftlichen Fakultät Agneta Schönrock , Umgestaltung (wie Anm. 3), Bd. 1, S. 42, die ihre Aussagen auf ein Interview mit Jessin stützt.

15 Gottfried Grünberg, Kumpel (wie Anm. 12), S. 292.

16 Ralph Jessen, Diktatorischer Elitewechsel und universitäre Milieus. Hochschullehrer in der SBZ/DDR (1945–1967), in: Geschichte und Gesellschaft 24.1 (1998), S. 24–54.

17 Zum Gesamtbild der Entnazifizierung an der Universität Greifswald vgl. Mathias Rautenberg, Universitätsangehörige zwischen Erneuerung, Beharrungsstreben und Anpassungsdruck – einige Aspekte der Entnazifizierung am Beispiel der Greifswalder Universität, in: Zeitgeschichte regional. Mitteilungen aus Mecklenburg-Vorpommern 10 (2006), Heft 1, S. 35–45.

18 Diese Einschätzung geht deutlich aus einem Bericht der Abteilung Volksbildung der Landesverwaltung hervor, der Greifswald im Gegensatz zu Rostock als einen Hort der Reaktion darstellte. Zwischen den Zeilen ist das selbst noch in den Lebenserinnerungen des damaligen Bildungsministers Gottfried Grünberg zu lesen. Vgl. UAG, Nachlaß P. Hoffmann, Drei Jahre (wie Anm. 8) und Gottfried Grünberg, Kumpel (wie Anm. 12), S. 292ff.

der Wiedereröffnung durch die operative Gruppe des NKWD in Greifswald, wahrscheinlich mit Vorwissen der Abteilung Kultur und Volksbildung der Landesverwaltung, verhaftete und am 19. September 1946 in Greifswald hinrichtete.[19] Zum kommissarischen Nachfolger Lohmeyers wurde nach mehrstündiger Debatte zwischen Repräsentanten der Landesverwaltung und dem Senat, der Physiker Rudolf Seeliger ernannt. Er war ein schwacher Rektor, der einzige, der sich schließlich bereit gefunden hatte das Amt zu übernehmen, denn der Senat hatte zuvor versucht, die Vakanz des Amtes als Druckmittel für die Freilassung Lohmeyers einzusetzen. Tatsächlich ging man in Greifswald zögerlich an die Entnazifizierung heran. Von den 162 Mitgliedern, aus denen der Lehrkörper der Universität im April 1945 bestanden hatte, waren im August desselben Jahres noch lediglich 84 anwesend. Ihre Zahl war durch Flucht, Verhaftungen und Suizid also bereits erheblich dezimiert, als mit der eigentlichen Entnazifizierung begonnen werden sollte.[20] Eröffnet wurde die Universität am 15. Februar 1946 schließlich (ohne Rechts- und Staatswissenschaftliche Fakultät) mit 37 Lehrkräften, also einem Lehrkörper, der kaum ein Viertel seines einstigen Umfangs ausmachte. Man hatte gute Gründe, um den Bestand der Volluniversität zu fürchten. Bis zum Ende des Jahres war der Lehrkörper notdürftig ergänzt worden und zählte nun 69 Mitglieder. Seine Vorkriegsstärke sollte der Lehrkörper, wenn auch mit ganz anderen Schwerpunkten, erst wieder im Herbstsemester 1949 erreichen.[21]

19 Vgl. Günter Haufe, In memoriam Ernst Lohmeyer (Greifswalder Universitätsreden N. F. 59), Greifswald 1991, S. 14; Andreas Köhn, Der Neutestamentler Ernst Lohmeyer (Wissenschaftliche Untersuchungen zum Neuen Testament 2. Reihe 180), Tübingen 2004, S. 114–136.

20 Die gesetzlichen Grundlagen für die Entnazifizierung der Universitäten in Mecklenburg-Vorpommern waren: Der Befehl Nr. 50 des Obersten Chefs der SMAD über die Vorbereitung der Hochschulen auf den Beginn des Unterrichts vom 4.9.1945; die Verordnung über Aufbauarbeiten für Universitäten und Hochschulen der Hochschulabteilung der DZVVB vom 3.10.1945; die Verordnung der Landesverwaltung Mecklenburg-Vorpommern, Abt. Innere Verwaltung vom 30.8.1945; der Befehl Nr. 22 des Chefs der Verwaltung der SMAM vom 12.10.1945; die Direktive Nr. 24 des Alliierten Kontrollrates vom 12.1.1946 und der Befehl Nr. 27 des Obersten Chefs der SMAD über die Wiederaufnahme des Lehrbetriebs an der Universität Greifswald vom 29.1.1946.

21 Für die Zahlen vgl. Wolfgang Wilhelmus u.a., 525 Jahre (wie Anm. 2), S. 80.

Zu einem zusätzlichen personellen Aderlaß durch Zwangsdeportationen von Spezialisten in die Sowjetunion kam es in Greifswald, wie in der übrigen SBZ, nur in geringem Umfang.[22] Eine russische »Spezialistengreifkommission«, die vor allem an Wissenschaftlern aus der Chemie und der Physik, seltener aus der Medizin, interessiert war, wurde erst im Oktober 1946 in Greifswald aktiv. Ihre einzige nachweisliche Beute wurde der Physiker Theodor Schmidt, der zum hoffnungsvollen Nachwuchs der deutschen Atomphysik gezählt hatte.[23]

Zu einem wichtigen Streitpunkt zwischen der quasi-autonomen akademischen Selbstverwaltung der Universität, die sich bei Kriegsende etabliert hatte und den Landesbehörden wurden bald auch die sehr weitgehenden Kompetenzen des von der Landesregierung eingesetzten Kurators. Der Kampf gegen diese »Kuratorialverfassung« zog sich nach der Wiedereröffnung der Universität noch jahrelang hin. Der 1945 eingesetzte Kurator Wilhelm Heinrich, der zugleich auch die Universität Rostock verwaltete, traf in Greifswald noch auf seinen Vorgänger, Hellmut Kuhnert, der die Dienstwohnung im Kuratoriumsgebäude weiter bewohnte und dessen Einfluß ungebrochen war. »Seine persönlich nahen Verbindungen, vornehmlich mit dem damaligen, später aus politischen Gründen verhafteten Rektor und gewissen mit ihm sympathisierenden Professoren haben es mir nicht selten erschwert, notwendig zu treffende Anordnungen, zumal solche von politischer Bedeutung, durchzusetzen.«[24] Der spätere Kurator, Franz Wohlgemuth,[25] fand trotz einiger Regelungen, die sein Vorgänger Erich Schlesinger getroffen hatte, Anfang 1946 noch die gleichen Probleme vor. Er ging allerdings mit mehr Fingerspitzengefühl an den Ausbau seiner Stellung heran und verfuhr nach den Bestimmungen des preußischen Hochschulstatuts von 1931, was

22 Siehe auch Ralph Jessen, Elitewechsel (wie Anm. 16), S. 29f., der bemerkt, daß die ostdeutschen Hochschulen »durch die amerikanischen Deportationen weitaus mehr Wissenschaftler einbüßten, als durch die sowjetischen«.

23 Vgl. UAG PA 261 Theodor Schmidt und zu seiner Arbeit Theodor Schmidt, »Erinnerungen an die Entdeckung der Kernquadrupolmomente«, in: Physik in unserer Zeit, 16, 1985, S.64ff.

24 Wilhelm Heinrich, Politische Erinnerungen und Erkenntnisse, Berlin 1969, S. 94.

25 Zu seiner Person vgl. Mathias Rautenberg: Franz Wohlgemuth. Wie sieht sein wahres Gesicht aus?, in Zeitgeschichte regional. Mitteilungen aus Mecklenburg-Vorpommern 4 (2000), Heft I, S. 49–59.

ihm gegenüber der akademischen Selbstverwaltung zumindest Handlungsspielräume eröffnete, die seinen Vorgängern verwehrt waren.[26] Im Hintergrund versuchte er dabei seine politischen Ziele durch Manipulationen der Studenten- und Fakultätsräte und Berufungsverhandlungen zu erreichen, was selbst der vorgesetzten Behörde zu weit ging.[27] Victor Klemperer beschrieb die Intentionen des Kurators, die er vorbehaltlos teilte, schon wenige Tage nach seiner Berufung nach Greifswald 1947: »Es geht, wie in Sachsen, wie seit dem Mai 45 um die Brechung der stillen u. lautlosen Obstruction u. Opposition, die sich auf das demokratische Princip der Selbstverwaltung stützt. Ich predige immer wieder dasselbe. Werde ich in Mecklenburg mehr Erfolg haben als in Sachsen?«[28]

Verglichen mit Rostock war die Universität Greifswald 1946 politisch ins Hintertreffen geraten. Einige Exponenten der Zivilbehörden propagierten bereits die Zusammenlegung beider Universitäten, was einer Aufhebung Greifswalds gleichgekommen wäre. Man munkelte mehr oder weniger öffentlich, Greifswald werde das Jahr 1946 nicht überstehen.[29]

Rektor und Senat versuchten bereits in den ersten Monaten, und verstärkt nach der Wiedereröffnung, ihr Verhältnis zur Hochschulverwaltung und das politische Ansehen der Universität durch die Berufung von Repräsentanten der KPD und Kadern der Landesverwaltung zu verbessern. Schon Lohmeyer hatte im September

26 Erfahrungs- und Rechenschaftsbericht des Kurators vom 15.3.1946–15.3.1948 in UAG Kurator, K 7.

27 Über Wohlgemuths Vorgehen anläßlich der Studentenratswahlen im Februar 1947 und die Kontroverse darum vgl. Agneta Schönrock, Umgestaltung (wie Anm. 3), Bd. 1, S. 119 und Bd. 2, S. 45 mit Anm. 77. Die SED erlitt an allen Universitäten der SBZ eine herbe Niederlage, vgl. Pjotr I. Nikitin, Dogma (wie Anm. 6), S. 86f. mit den Zahlen. Ingrid Miethe, Vorstudienabteilungen und Arbeiter-und-Bauern-Fakultäten (ABF) als »Brückenköpfe« der SED-Hochschulpolitik? Das Beispiel der Studentenratswahlen an der Universität Greifswald (1946–1951), in Zeitgeschichte regional. Mitteilungen aus Mecklenburg-Vorpommern 10 (2006), Heft I, S. 46–54.

28 Vgl. Victor Klemperer, So sitze ich denn zwischen allen Stühlen. Tagebücher 1945–49, Band I, Berlin 1999, S. 474. Überhaupt sind die Tagebücher Klemperers äußerst aufschlußreich für die Politik Wohlgemuths und der Landesverwaltung gegenüber den »Traditionalisten« an der Universität.

29 Der Hinweis auf Fusionsabsichten leider ohne Quellenangabe bei Agneta Schönrock, Umgestaltung (wie Anm. 3), Bd. 2, S. 15, Anm. 31. Für die kurze Überlebensprognose der wiedereröffneten Universität vgl. Franz Wohlgemuth, Universität und Wahl, in: Landeszeitung Nr. 127, v. 11.9.1946.

1945 einen der Landesvorstände der KPD, Wilhelm Keller al. Willy Kropp, auf den eigens errichteten Lehrstuhl für dialektischen und historischen Materialismus berufen. Auf Wunsch der Schweriner Behörden wählte man 1946 den Referenten für Lehrerbildung der Landesverwaltung, Ernst Struck, zum Dekan der Pädagogischen Fakultät. Der zeitweilige Greifswalder Oberbürgermeister Paul Hoffmann, einer der einflußreichsten Vertreter der neuen Pädagogischen Fakultät, wurde im Juli 1947 zum Ehrensenator ernannt. Die Fakultäten bewahrten sich nichtsdestotrotz eine hohe Eigenständigkeit in Berufungsfragen. Nach 1947 kam es auch in Greifswald, aufgrund des Mangels an geeigneten Fachkräften und des steigenden Bedarfs durch den sich entwickelnden Studienbetrieb in den medizinischen und naturwissenschaftlichen Fächern zu einer Reintegration von NS-belasteten Professoren.[30] Insgesamt war das Volksbildungsministerium in Schwerin mit der Entwicklung des Lehrkörpers zufrieden. Man teilte dort 1948 den Lehrkörper in vier Gruppen ein: 1. die »bewußten Demokraten, die als politische Aktivisten die radikale Erneuerung der Universität« betrieben, 2. die »Traditionellen« die sich den Neuerungen verschlossen insbesondere mit »hinterhältiger starker Sabotagearbeit bei Berufungsverhandlungen«, 3. die »Loyalen, die als Exponenten der Pflichterfüllung auftreten« und für die Erneuerung der Universität noch gewonnen werden könnten und 4. schließlich die »ewig politisch Gleichgültigen«. Die erste Gruppe setzte sich aus den 14 SED-Mitgliedern des Lehrkörpers zusammen, zur zweiten rechnete man Günther Jacoby, Rudolf Hermann, Kurt Herzberg, Adolf Hofmeister und Anton Fleck und zur dritten Gerhardt Katsch, Rudolf Seeliger, Willi Felix, Leopold Magon, Wilhelm Nußhag, Georg Blohm, Walter Elliger und Hanns Schwarz.[31] Die Machtverhältnisse hatten sich so entwickelt, daß man meinte: »die Anhänger des alten Universitätsideals bilden ohne Zweifel jetzt schon die kleinste Gruppe. Sie wird mit zunehmender günstiger großpolitischer Entwicklung mehr und mehr auf ein Minimum zusammenschrumpfen und in ihrer Bedeutung wesenlos werden.«[32]

30 Zu den Hintergründen vgl. Pjotr I. Nikitin, Dogma (wie Anm. 6), S. 68.
31 UAG, Nachlaß P. Hoffmann, Drei Jahre (wie Anm. 8).
32 Ebenda.

Den entscheidenden Durchbruch bei der Umgestaltung des Lehrkörpers hatte man mit der Errichtung der Pädagogischen Fakultät in Greifswald erreicht.[33] Die Gründung solcher Fakultäten in der gesamten SBZ war schlechterdings eine Notwendigkeit, da durch Flucht und Entnazifizierung etwa vier Fünftel der gesamten ausgebildeten Lehrerschaft nicht mehr zur Verfügung standen und die schulpolitischen Pläne der DZVVB daran zu scheitern drohten. In Mecklenburg und Vorpommern waren immerhin noch 2114 der 3648 dort im August 1945 gezählten Lehrer ehemalige NSDAP-Mitglieder. Den neuen Fakultäten war die Aufgabe zugedacht, schnell eine hohe Anzahl ausreichend ausgebildeter Lehrer hervorzubringen, die auch den politischen Ansprüchen der neuen Zeit gerecht würden. Gleichzeitig sollte auch der Dualismus der früheren Lehrerbildung überwunden, eine einheitliche Lehrerausbildung sowohl der Grund- als auch Oberschullehrer an den Universitäten etabliert und damit ein altes reformpädagogisches Programm umgesetzt werden.[34] Schließlich wurden aber erst einmal nur die Lehrer der Unter- und Mittelklassen der neuen Einheitsschule an den Pädagogischen Fakultäten ausgebildet.

Daneben bedeutete die Verankerung einer derart im Zentrum der gesellschaftlichen und politischen Aufmerksamkeit stehenden Aufgabe wie der Lehrerbildung auch die Schaffung von Voraussetzungen für weitere politische Einflußnahme in den Universitäten. Den neuen Pädagogischen Fakultäten war auch eine personelle Erneuerung der

---

33 Gesetzliche Grundlage für die Errichtung der Pädagogischen Fakultät war der Befehl Nr. 205 des Obersten Chefs der SMAD v. 12. Juli 1946. Vgl. Pjotr I. Nikitin, Dogma (wie Anm. 6), S. 77ff. für die Vorbereitungen bei der SMAD.

34 Zur Entstehung und Bedeutung der Pädagogischen Fakultäten allgemein Paul Mitzenheim, Zu den Leistungen und zur Auflösung der Pädagogischen Fakultäten in der SBZ/DDR 1945/46–1955, in: Dietrich Hoffmann und Karl Naumann (Hrsg.), Erziehung und Erziehungswissenschaften in der BRD und DDR, Bd. 1: Die Teilung der Pädagogik 1945–1965, Weinheim 1994, S. 117–140. Für die Pädagogischen Fakultäten in Rostock und Greifswald vgl. Christa Kersting, Zwischen Wissenschaft und Politik. Die pädagogischen Fakultäten in der SBZ und DDR von 1945–1955, in: History of Educational Studies = Geschichte der Erziehungswissenschaft, Bd. 2, Gent 1998, S. 505–535; Gert Geißler, Geschichte des Schulwesens in der Sowjetischen Besatzungszone und in der Deutschen Demokratischen Republik 1945–1962, Frankfurt am Main 2000, S. 505–535. Vgl. auch Otto Wegner, Die Geschichte der Pädagogischen Fakultät, in: Festschrift zur 500-Jahrfeier der Universität Greifswald, Bd. 2, Greifswald 1956, S. 221–230.

Geisteswissenschaften zugedacht, die aus dem Neben- und Miteinander der Fachstudien der Lehrer an der Pädagogischen und Philosophischen Fakultät erwachsen sollte. In Greifswald vollzog sich die Gründung der Pädagogischen Fakultät unter harten Auseinandersetzungen zwischen der Schweriner Hochschulabteilung und dem Dekan der Philosophischen Fakultät, Günther Jacoby, die sich in erster Linie um die Berufungsfragen drehte.[35] Dahinter verbarg sich natürlich die Sorge des Dekans um die inneruniversitäre Stellung der Philosophischen Fakultät und wohl auch tradierte Vorbehalte gegen die akademische Ausbildung der Volksschullehrer.[36] Man befürchtete eine »Invasion der Volksschullehrer«, die auch den Charakter der Universität ernsthaft gefährden könnte.[37] Die Landesverwaltung zog schließlich das gesamte Verfahren an sich und überreichte dem Greifswalder Rektor am 10. September 1946 eine 14 Namen umfassende Liste mit Angehörigen des Lehrkörpers der Pädagogischen Fakultät zur Berufung.[38] Damit hatte die akademische Selbstverwaltung eine herbe Niederlage erlitten.

Noch stärker zeigten sich die staatlichen Eingriffe bei der Lehrplanbindung nach sowjetrussischem Vorbild und der Immatrikulation der Studenten. Die vor der Wiedereröffnung geforderte Lehrplanbindung auch für die nichtmedizinischen Fächer, ging ebenso wie die Zulassungsregelungen auf ein ausgeprägtes Kontrollbedürfnis der Behörden zurück. Für die Zulassung von Studenten hatte die SMAD für die einzelnen Hochschulen Kontingente und die Anteile der Fakultäten sowie von in höheren Semestern zu immatrikulierenden Hörern festgeschrieben. Greifswald, das bei Kriegsende noch etwa 300 Studenten zählte, sollte 900 Studenten immatrikulieren, davon höchstens 30 % in höheren Semestern. Ausgesprochene Zulassungsbestimmungen wurden nicht erlassen, so daß politische und soziale Komponenten bei der Bewerberaus-

35 Vgl. Agneta Schönrock, Umgestaltung (wie Anm. 3), Bd. 1, S. 132ff.

36 Dieser Sorge gab er auch in mehreren privaten Briefen an den damaligen Ministerpräsidenten Ausdruck. Vgl. UAG, Nachlaß P. Hoffmann, Drei Jahre (wie Anm. 8).

37 So formuliert in einem Brief von Theodor Litt an Günther Jacoby vom November 1945, zit. nach Kersting, Zwischen Wissenschaft und Politik (wie Anm. 34), S. 510.

38 UAG Altes Rektorat, R 158, fol. 125.

wahl für das Sommersemester 1946 kaum eine Rolle spielten.[39] Greifswald schöpfte sein Kontingent nicht aus und immatrikulierte etwas über 700 Studenten. Fast die Hälfte (48,4%) von ihnen waren weiblich, und das war die eigentlich grundlegende Veränderung in der Studentenschaft, die im ersten Semester nach der Wiedereröffnung zu beobachten war. Hinsichtlich der sozialen Zusammensetzung und der Parteizugehörigkeit blieb Greifswald eine »bürgerliche« Universität.[40] Ende August wurde in Greifswald eine Zulassungskommission gebildet, in der Rektor und Dekane dem Kurator, einem Vertreter des kommunalen Volksbildungswesens, FDJ, Gewerkschaft, Frauenausschuß und Studentenausschuß allein gegenüberstanden. Der Anteil von SED-Mitgliedern bei den Neuimmatrikulierten sprang im Folgesemester von 10,3 auf 18,9%, doch hinsichtlich des gewünschten hohen Arbeiter- und Bauernanteils blieb Greifswald mit 12% weit hinter dem Durchschnitt der SBZ (17,5%) zurück. Eine der Maßnahmen, die von zentraler Stelle zur Unterstützung des gewünschten sozialen Wandels der Universitäten ergriffen wurden, war die Eröffnung von Vorstudienschulen an den Universitäten, mit deren Vorbereitung im Juli 1946 begonnen wurde. Am 18. November 1946 nahm die Greifswalder Vorstudienschule als selbstverständlicher Teil der Universität ihre Tätigkeit auf. Ihr Anteil an der sozialen Umschichtung der Universität in den folgenden Jahren war allerdings gering.[41] Eine weitere Maßnahme des Ministeriums war die Einrichtung von Kreiskommissionen durch den »Landesausschuß zur Förderung des Arbeiter- und Bauern-

39 Diese Einschätzung auch für Rostock bei Thomas Ammer, Universität zwischen Demokratie und Diktatur. Ein Beitrag zur Nachkriegsgeschichte der Universität Rostock, Köln 1969, S. 10f. Für das Zustandekommen der Kontingentzahlen vgl. Pjotr I. Nikitin, Dogma (wie Anm. 6), S. 69ff. Vgl. auch René König, Die Studentenschaft der Universität Rostock von 1945/46 bis 1952. Entwicklung nach Plan?, in: Zeitgeschichte regional. Mitteilungen aus Mecklenburg-Vorpommern 10 (2006), Heft I, S. 24–34.

40 Vgl. ausführlich zu diesem Thema Agneta Schönrock, Umgestaltung (wie Anm. 3), Bd. 1, S. 168ff.

41 Ingrid Miethe / Enrico Lippmann, »So mochte es gehen, aber nur so, im Sturm« – Die Geschichte der Arbeiter- und Bauern-Fakultät (ABF) der Universität Greifswald, in: Dirk Alvermann, Karl-Heinz Spieß (Hg.), Universität und Gesellschaft. Festschrift zur 550-Jahrfeier der Universität Greifswald. Bd. II: Stadt-Region-Staat, Rostock 2006, S. 331–363, hier S. 333ff.

studiums«, die bereits an den Schulen die zukünftigen Universitätsbesucher ausfindig und namhaft machen sollten.[42]

Der Einfluß, den die Hochschulabteilung des Ministeriums für Volksbildung in Schwerin mittels des Kurators auf die Universität ausüben konnte, war mittlerweile erheblich geworden und wurde weniger durch den Widerstand aus den Reihen der Hochschulen, als vielmehr durch die DZVVB selbst in Frage gestellt. Seit 1945 hatte man dort an einer provisorischen Satzung für die wiedereröffneten Universitäten gearbeitet, die im Juli 1946 der Berliner Rektorenkonferenz vorgestellt wurde. Der Entwurf basierte auf dem Gedanken der akademischen Selbstverwaltung und stattete die Rektoren mit weitreichenden Vollmachten aus, während der Kurator lediglich eine Kontrollfunktion ausübte und seine Aufgaben von einem Verwaltungsdirektor wahrgenommen würden, der dem Rektor unterstellt wäre. Die Kuratoren der SBZ opponierten sofort und arrangierten ein Treffen mit Vertretern einiger Landesverwaltungen, wobei die DZVVB außen vor gelassen wurde, um das künftige Vorgehen zu beraten. Diese Allianz setzte in den folgenden Monaten weitreichende Änderungen in den Satzungsentwürfen durch, deren Fassungen Ende 1946 mehr oder weniger den Status quo festschrieben.[43] Doch so bald gaben die Universitäten ihre Ansprüche nicht auf. Im Dezember 1947 konnte ein Treffen der Rektoren und Kuratoren von Rostock und Greifswald bei Minister Grünberg keine Einigung bringen. Die Rektoren pochten auf die Aufhebung der bisherigen Vollmachten des Kurators, während die Verwaltung gegen das Sitzungsgeheimnis von Senat und Fakultäten, ein probates Mittel der Universitäten, sich der Aufsicht der Hochschulabteilung zu entziehen, angingen. Noch 1948 schätzte die Hochschulabteilung in Schwerin ein: »Der gegenwärtige Zeitpunkt scheint auch politisch gesehen nicht geeignet zu sein, die Verfassung der Universität, wenn auch nur als »vorläufige« festzulegen. Der Wiederaufbau unserer Universitäten hat bisher nur einige wesentliche Fortschritte personell und ideologisch gemacht. Im großen und

---

42 Vgl. zu den entsprechenden Bemühungen des Ministeriums Fritz Müller, Aufbruch (wie Anm. 10), S. 86f.

43 Zum Vorgang vgl. Agneta Schönrock, Umgestaltung (wie Anm. 3), Bd. II, S. 40–44 mit Anm. 72.

ganzen gesehen, befindet er sich noch in den Anfängen. Die soziale Zusammensetzung der Studentenschaft ist noch nicht grundsätzlich verändert worden, der wissenschaftliche Nachwuchs vermag die Lücken des Lehrkörpers noch nicht aufzufüllen. Der Prozess der Umbildung und Umformung ist noch zu rege, als daß im gegenwärtigen Augenblick eine noch stark in Gärung befindliche Ordnung durch Satzung festgelegt werden könnte.«[44] Man versuchte nun konziliant einen »allmählichen Übergang zur Rektoratsverfassung der Universität zu schaffen, nach der der Kurator Aufsichtsorgan der Regierung am Universitätsort sein würde«.[45] Tatsächlich hat die DZVVB im April 1949 dann aber anstelle des Kurators einen dem Rektor unterstellten Verwaltungsdirektor eingesetzt und einen Monat später eine vorläufige Arbeitsordnung für die Universitäten in der SBZ erlassen.

Die personelle Erneuerung der Universität, der ganze Studienablauf, wurde von alltäglichen Problemen der Nachkriegsjahre begleitet. Die Versorgungslage blieb in Greifswald für Studenten und Hochschullehrer bis 1948 äußerst angespannt. Die anfänglichen Hoffnungen der Universität, ihre materielle Notlage mit dem Rückgriff auf eigene Ressourcen zu kompensieren, zerschlug sich, als nach der Bodenreform im September 1945 von den einst fast 10.785 Hektar Ländereien nur noch etwa 1.100 Hektar Acker und Wiesen im Besitz der Universität verblieben. Die restriktiven Ablieferungssolls für die Landwirtschaft und auch die hohen Reparationsleistungen, deren Ausführung der Bevölkerung nicht nur knappe Versorgungsgüter entzog, sondern auch erhebliche Teile der noch funktionierenden Infrastruktur band, verschärften diese Situation noch. Der harte Winter 1946/47, in dem die Beheizung der Universitätsgebäude insbesondere der Kliniken eines der drängendsten Probleme darstellte, war in jeder Hinsicht eine Bewährungsprobe. Zur Kälte und zur Lebensmittelknappheit kamen die andauernden Stromsperren, die einen geregelten Studienbetrieb erschwerten.

44 UAG, Nachlaß P. Hoffmann, Drei Jahre; Ein Nachklang der Debatte um die Selbstverwaltung noch bei Fritz Müller, Aufbruch (wie Anm. 10), S. 79.
45 Ebenda.

Angesichts der Summe all dieser Zeitumstände erforderte bereits das schlichte Dableiben von allen Universitätsangehörigen eine feste Gewißheit, wenn nicht gar einen Glauben an die Sinnhaftigkeit des eigenen Tuns im angestammten Wirkungskreis. Lockende Aufgaben bei günstigeren äußeren Umständen gab es anderswo. Sollte man sich entschuldigt fühlen, weil man im Grunde keine Wahl hatte oder sollte man, bemüht die fachlichen Traditionen im besten Sinne fortzusetzen, sich vermeintlichen und echten Gegenwartserfordernissen stellen? Das war 1946/47, als die Dinge noch im Fluß waren, keine politische Gewissensentscheidung mag man meinen. Aber es war nichtsdestoweniger eine existenzielle, eine grundsätzliche Entscheidung, die das Leben dieser Generation prägen würde.

DER MENSCH

von Irmfried Garbe

Zur Entscheidung hatte Gerhardt Katsch ein besonderes Verhältnis. Das springt ins Auge, wenn man seine zeitgeschichtlichen Spuren in Greifswald betrachtet, wo er von 1928 bis zu seinem Tod 1961 fast 33 Jahre seines knapp 74jährigen Lebens verbrachte.[1] Der Zwang zur Entscheidung als grundmenschlicher Gegebenheit war ihm unaufgebbar gewiß, gerade auch weil er Arzt war. Wieviele tausende von Einzelentscheidungen Katsch als leitender Mediziner mehrerer Kliniken traf und treffen mußte, läßt sich nicht beziffern. Das Verantwortungsgewicht dieser Entscheidungen formte seine Persönlichkeit. In Anlehnung an Kants »kategorischen Imperativ« prägte er 1944 den »therapeutischen Imperativ« als Leitbegriff für das Ethos ärztlichen Handelns. Für ihn war dieser »therapeutische Imperativ« jene Grundkategorie, an der sich klärt, ob jemand Arzt ist oder nicht: »Am Anfang des ärztlichen Handelns und der Arztwerdung, steht nicht Wissenschaft und nicht Mitleid, sondern der therapeutische Imperativ, der zum Arzt kommt wie der Kranke selbst. Der therapeutische Imperativ gibt dem Arzt nicht nur den Antrieb für sein Tun, für Wissenserwerb und für eine Blickweitung für alles Menschliche; er formt auch die Persönlichkeit des wirklichen Arztes, der eine ›vitale Richtungsgewißheit‹ (Prinzhorn) besitzen muß, wenn er ein rechter Helfer und Führer sein will in Krankheitsnöten und Gesundheitsdingen, nicht nur Vermittler medizinischer Technik.«[2] Wie stark autobiographisch gesättigt diese prinzipielle Auslassung zur imperativen Formung des Arztes war, kann man an Katschs Porträt-Fotographien

1 Zum zeitgeschichtlichen Wirken Katschs vgl. meine ausführliche Studie »Gerhardt Katsch (1887–1961) – ›Verdienter Arzt des Volkes‹« (2005), die im geplanten Studienband »Die Retter Greifswalds. Personen und Hintergründe der kampflosen Stadtübergabe am 29./30. April 1945, hg. v. Uwe Kiel« erscheinen soll. Ich danke Frau Anna Elisabeth Katsch für zahlreiche Auskünfte und freundliche Unterstützung.

2 Gerhardt Katsch, Der therapeutische Imperativ des Arztes! (Vortrag für die Freunde der Ernst-Moritz-Arndt-Universität Greifswald am 8. November 1944), veröffentlicht in: Gerhardt Katsch, Der therapeutische Imperativ des Arztes. Aufsätze, München 1958, S. 9–25, Zitat S. 25.

prüfen: keines, das nicht ebenso entschlossene wie wachsame Gesichtszüge aufweist. »Die Station mußte straff, tatkräftig und intensiv geführt werden«, beschrieb einer seiner medizinischen Meisterschüler die Atmosphäre um Katsch, in der es stets entschieden, aber nicht diktatorisch zuging.[3] »Er soll einen Assistentenvertrag nicht verlängert haben mit der Begründung: ›Der hat mir noch nie widersprochen!‹«[4] Für die fordernde Begleitung im besten Sinne äußerten viele ihre Dankbarkeit in Nachrufen und Erinnerungen: »Wie lebendig waren die *Chefvisiten*. Unbarmherzig wurde jede Unklarheit aufgedeckt, dabei jedoch jede Idee des Assistenten unvoreingenommen geprüft. Hielt sie der Kritik stand, so wurde sie begrüßt und konnte Richtschnur des Handelns werden. Katsch war jedem Dogmatismus abhold. Seine Beweglichkeit und Schnelligkeit des Denkens, eine unübertreffliche Konzeptionsfähigkeit, machten die Lehre, das Kolleg für die Studenten und Assistenten zur ständigen Quelle neuen Wissens. […] Unmerklich vollzog sich eine Formung der Mitarbeiter.«[5] Katsch wollte in seiner Diagnostik dazu anleiten, jeden Fall aus sich selber zu begreifen: »weil wir letztlich nicht Krankheiten, sondern kranke Einzelmenschen behandeln«.[6] Auch aus diesem Grund war Entscheidungsscheu in seiner Nähe nicht geduldet, auch wenn oft genug der »zur Hilfe Verpflichtete über sein Wissen und seine Erkenntnis im Handeln hinausgehen muß.«[7] Katsch schärfte ein, daß im Verantwortungsbereich des Mediziners kein Aufschub notwendiger Entscheidungen Leben gefährden darf. Die Notwendigkeit des Entscheidens war also seine ärztlich und

3 Heinrich Bartelheimer, Herrn Prof. Dr. med. Dr. med. h.c. Gerhardt Katsch zum 70. Geburtstag, in: Münchner Medizinische Wochenschrift, 99. Jg. 1957, S. 955–957, Zitat S. 956.

4 Erinnerung von Otfried Günther, zitiert bei Günter Ewert, Gerhardt Katsch, in: Ralf Ewert / Günter Ewert / Markus M. Lerch, Geschichte der Inneren Medizin an der Universität Greifswald. Herausbildung und Entwicklung von 1456 bis 1990, Greifswald 2006, S. 85–104, hier S. 103. Auf den S. 292–345 bietet Ewert zahlreiche Dokumente zum Leben und Wirken Katschs.

5 Barthelheimer, Katsch (wie Anm. 3), S. 956. Hervorhebung im Original.

6 Katsch, Imperativ (wie Anm. 2), S. 17. Alfred Lublin rühmte an Katsch als »eine besondere, erfreuliche, persönliche Note«: bei ihm lernen Medizinstudenten, daß der kranke Mensch auch eine Seele besitze, vgl. Alfred Lublin, Gerhardt Katsch zum 65. Geburtstag, in: Müller (Hg), Festschrift (wie Anm. 11), S. 3–4, hier S. 3.

7 Katsch, Imperativ (wie Anm. 2), S. 20.

biographisch vorgegebene Lebenserfahrung. 1950 formulierte er dazu an seinem bayrischen Feriendomizil Hochweiler bei Hindelang Verse, die sein Menschenbild aus dieser Grunderfahrung festhalten:[8]

Der Mensch
Aufbegehren
und tapfer sich wehren
oder sich fügen
und sich begnügen –
wo ist das Rechte, das Echte,
– das Schlechte?
Das ist die Frage
des Alters, der Tage
der Stunden, der Lage.
das ist die Frage
der äußeren Mächte,
des inneren Rufes, der eigenen Kraft,
des Richtungsgefühls, des gefestigten Glaubens; –
nicht des vergänglichen
und unzulänglichen,
oft von Stümpern oder Entwurzelten,
noch nicht Gepurzelten,
geformten,
genormten
Verbietens und Erlaubens.
Gott fordert Rechenschaft von Dir zu Dir.
Feste Gesetze im Zeitenfluß ordnen für Welten, für
Pflanze und Tier,
wie jedes wachsen, wandeln, leiden muß. –
Aber im wirbelnden Ringe der Dinge,
ringt der Mensch, der sich entscheiden muß.

---

8 Ich zitiere aus der postum erschienenen Gedichtsammlung: Gerhardt Katsch, Den Freunden und Helfern. Zum Gedenken an seinen 75. Geburtstag, [hg. v. Irmgard Katsch], Greifswald 1962, [hier nach dem von Anna Elisabeth Katsch besorgten Faksimiledruck, Greifswald 2006, S. 45].

Daß Entscheidungserfahrungen grundsätzlich ambivalent bleiben, hat sich Katsch als Mensch wie als Arzt nie verhehlen können. Nicht jede seiner Entscheidungen wollte er später noch aufrechterhalten. Auch aus seinem Leben läßt sich die Zugehörigkeit zum totalitären Jahrhundert nicht streichen.[9]

Geboren wurde Gerhardt Katsch am 14. Mai 1887 in Berlin. Er wuchs in einer Künstlerfamilie auf. Seine Mutter war Dramaturgin; sie starb bereits 1908. Katsch hatte drei jüngere Geschwister. Sein Vater Hermann Katsch war Bühnenautor und Kunstmaler und wurde während des Ersten Weltkrieges Kriegsberichterstatter im Großen Hauptquartier. Das anhaltende politische Interesse unterstrich er 1921 durch eine deutlich rechtsnational ausgerichtete Monographie.[10] Katschs Vater starb 1924. Das mit der Skulptur eines Pilgers kunstvoll gestaltete Familiengrab befindet sich auf dem alten Friedhof der Berliner St. Matthäus-Gemeinde, wo auch Gerhardt Katsch einige Wochen nach seinem Tod 1961 evangelisch beerdigt wurde.

Der Aufwachsende erhielt eine solide humanistische Schulbildung am renommierten Französischen Gymnasium. Hier versammelten sich nicht nur die Kinder der einflußreichen evangelisch-reformierten Kreise, sondern auch viele Altersgenossen der jüdischen Oberschicht Berlins. Zu seinen lebenslangen Freunden zählte der an Diabetes leidende Erich Rosenthal, später auch dessen publizistisch berühmt gewordener Sohn Joseph Rosenthal alias Josef

---

9 Eine kritische Untersuchung von neuralgischen Punkten in Katschs Vita während der Zeit des Nationalsozialismus erarbeitete Wolfgang Stemmer in Hagen. Ich danke Herrn Stemmer für die Kenntnisgabe einer Entwurfsfassung seiner inzwischen abgeschlossenen Studie »Zum umstrittenen Wirken von Gerhardt Katsch in den Jahren von 1933 bis 1945«. Die seit den 1990er Jahren von einigen Vorstandsmitgliedern der Deutschen Diabetes Gesellschaft an Katsch herangetragene Kritik steht im Hintergrund. Nicht selten war diese Kritik sachfern und vorurteilsgesteuert. Die überarbeitete Fassung von Wolfgang Stemmers Studie erscheint unter dem Titel »Gerhardt Katsch im Zweiten Weltkrieg. Neue Dokumente zu seinem Militäreinsatz«, in: Zeitgeschichte Regional 12. Jg. 2008, Heft 1.

10 Hermann Katsch, Der oberschlesische Selbstschutz (O.S.S.S.) im dritten Polenaufstande, Berlin/Leipzig 1921. Weitere Hinweise zu Katschs Eltern bietet Ernst Zumpf, Gesellschaftliche und wissenschaftliche Leistungen von Gerhardt Katsch – eine Analyse aus der Sicht der marxistisch-leninistischen Philosophie, Diss. phil. Greifswald 1984, S. 22f. Zumpfs Arbeit genügt den quellenkritischen Standards jedoch nicht.

Rovan. Die klassischen antiken Sprachen und das Französische wurden Katschs unverlierbarer Besitz. 1905 erhielt er das glanzvolle, ganz seltene Matura-Zeugnis »mit höchstem Prädikat«. Im selben Jahr begann er ein Biologie-, Physik-, und Philosophiestudium an der Sorbonne in Paris, das sich bald um Medizin erweitert in Marburg fortsetzte. Sein Hauptstudienort wurde wegen der sich rapide verschlechternden Krankheit der Mutter Berlin, wo er sich endgültig für die Medizin entschied. Seinem sowohl naturwissenschaftlichen wie philosophischen Interesse entsprang schon 1907 eine erste größere Publikation: »Charles Darwin. Sein Leben und seine Lehre«.[11] 1910/11 war er Medizinalpraktikant an der Charité. Die Approbation erhielt er 1912. Im gleichen Jahr wurde er mit einer viel gelobten Studie zur Magenbewegung in Berlin promoviert. Seit 1911 publizierte er wissenschaftliche Aufsätze. Anderthalbjahre Assistenzarztdienste bei seinem wichtigsten Förderer Gustav von Bergmann folgten in Altona. Bei ihm erlebte Katsch die erregende Entdeckungsgeschichte der »funktionellen Pathologie« mit.[12] In Altona lernte er auch seine spätere Frau Gräfin Irmgard von Holck kennen, die damals Krankenschwester war. Sie heirateten 1917. Das 1913 nachgeholte Militärdienstjahr ging, von einer Schiffsarztreise nach Amerika abgesehen, fast fließend in den Militärdienst während des Ersten Weltkrieges über. Vom 4. August 1914 bis zum 20. Januar 1917 und vom 7. August 1918 bis zum 25. November 1918 war er Arzt im aktiven Militärdienst beim Reserve-Infanterieregiment 84, zuletzt im Kriegslazarett Lörrach. Als Sanitätsarzt sah er u.a. die Folgen der blutigen Stellungskämpfe von Noyon (1914/15) und der infernalischen Sommeschlacht (1916), in der er selbst verwundet wurde. 1918 entließ man ihn im Rang eines Oberarztes der Reserve mit drei Orden dekoriert ins Zivilleben. Es folgte – wie schon einmal

11 Die populärwissenschaftliche Darstellung erschien im Hillger-Verlag, Berlin & Leipzig 1907. Katschs (unvollständige) Bibliographie 1911–1952 befindet sich in Friedrich Müller (Hg.), Festschrift zum 65. Geburtstag von Gerhardt Katsch, Leipzig 1952, S. 295–299. Für die Jahre bis 1963 ergänzt Hans-Michael Dittrich, Die Rolle der wissenschaftlichen Schule von Gerhardt Katsch für die Entwicklung der Diabetesforschung. Ein Beitrag zur Geschichte der Diabetologie, med. Habilitationsschrift, 2 Bde. Greifswald 1984, hier Bd. 2, S. 24–27.

12 Vgl. Gerhardt Katsch, Über die Entwicklung der funktionellen Pathologie an der v. Bergmannschen Klinik (1954), in: Katsch, Imperativ (wie Anm. 2), S. 101–117.

zur zwischengeschobenen Habilitation von 1917 – die Rückkehr zu seinem Lehrer nach Marburg. Bereits 1918 verlieh ihm die preußische Kultusbehörde in Anerkennung selbständiger Entdeckungen den Rang eines Titularprofessors. Als von Bergmann 1920 an die damals jüngste deutsche Universität in Frankfurt am Main berufen wurde, folgte ihm der junge Dozent erneut. Dort erhielt Katsch 1921 eine außerordentliche Professur. Vom Herbst 1926 bis zum Herbst 1928 leitete er daneben selbständig die Medizinische Klinik des Frankfurter Hospitals »Zum Heiligen Geist«.

1928 entschied er sich für die Annahme des ehrenvollen Rufes auf den Lehrstuhl für Innere Medizin an der Universität Greifswald. Als Direktor der Medizinischen Klinik war er für ca. 80 Mitarbeiter zuständig.[13] Die Kapazität seines Hauses umfaßte durchschnittlich 175 Patienten.[14] Katschs reflektierter Umgang mit den Kranken führte laufend zu Innovationen. Gustav von Bergmann hatte schon dem Nichtordinarius nachrühmen können: »Er hat kein Gebiet angefaßt, ohne daß er es durch seine Originalität nicht wesentlich gefördert hätte.«[15] In Marburg und Frankfurt am Main hatte sich Katsch vor der breiten Fachwelt mit Studien und Untersuchungsmethoden am Magen, Darm und Pankreas einen Ruf als Internist aufbauen können.[16] In der Begründung der Greifswalder Berufungskommission hieß es über den Vierzigjährigen: »Herr Professor Dr. Gerhardt Katsch-Frankfurt a.M. darf als einer der erfolgreichsten jüngeren Vertreter des Faches der inneren Medizin gelten.«[17] Die hohen Erwartungen seiner neuen Kollegen wurden von ihm nicht enttäuscht. Katsch forschte vielseitig und in enger Zusammenarbeit mit seinen zahlreichen Schülern.[18] Auch als Organisator und Administrator von wissenschaftspoliti-

13 Vgl. Ewert, Katsch (wie Anm. 4), S. 85–104, sowie Dokumentenanhang S. 292–345. Ewerts Aufstellung S. 86f ergibt für das Jahr 1938 18 medizinische, 35 pflegerische und 29 nichtpflegerische Mitarbeiter.

14 Vgl. Ewert, Katsch (wie Anm. 4), Dokument Nr. 29, S. 296–298.

15 Zitiert nach Dittrich, Rolle (wie Anm. 11), hier Bd. 1, S. 82.

16 Vgl. Werner Teichmann, Gerhardt Katsch, seine Schüler und die Gastroenterologie, in: Zeitschrift für Klinische Medizin, 42. Jg. 1987, S. 2199–2202.

17 UAG PA 1276 – Gerhardt Katsch, Hefter 7, pag. 23f.

18 Vgl. zuletzt Ewert, Katsch (wie Anm. 4), hier die Habilitandenliste S. 336–339; Dittrich, Rolle, Bd. 2 (wie Anm. 11) bietet außerdem eine Aufstellung sämtlicher betreuter Dissertationen.

schen Belangen der Fakultät und Universität bewies er Talent. Sein Lehrvortrag war geschätzt. Mit dem ab 1930 energisch betriebenen Ausbau der Greifswalder Diabetes-Forschung erwarb sich Katsch in relativ kurzer Zeit internationale Bekanntheit.[19] In rascher Folge wurde er zum Mitglied zahlreicher in- und ausländischer medizinischer Fachgesellschaften und Fachgremien berufen, was u.a. zu Kongreßteilnahmen in Belgien, Spanien, Frankreich, England und Mexiko führte.[20] Auch nach seinem Tod hielten mehrere Gesellschaften sein Andenken durch Stiftung von Preisen und Medaillen wach.[21] Wissenschaftspolitisch darf Katsch mit Fug und Recht als einer der erfolgreichsten Internisten seiner Generation gelten: er hatte 14 Habilitanden und viele davon bekleideten seit den 1950er Jahren deutsche akademische Lehrstühle, insbesondere in der DDR.

Der Nachfolger Hermann Straubs lebte sich in Greifswald rasch ein und fand engen Anschluß an Kollegen in fast allen Bereichen der Universität. Der didaktisch-klare Stil seiner Lehre kam bei Studenten an. Schon 1929 wurde er zum Vertrauensmann bei der Notgemeinschaft der Deutschen Wissenschaft gewählt. Mit seiner Frau Irmgard (1893–1977), seinem einzigen Sohn Burchard (1919–1996) und seinem Pflegekind Eberhard (1920–1942) bezog er das von ihm 1929 errichtete Haus am Pommerndamm 5.[22] In Greifswald wurde die Diabetologie zu seinem Schwerpunktthema. Katsch lehrte die Zuckerkrankheit als Regulationskrankheit begreifen. Bis dahin war der Diabetes mehr oder weniger als purer Defekt betrachtet worden. Er bekämpfte die Abstempelung des Diabetikers zum »unheilbaren Stoffwechselkrüppel« (Garzer Thesen 1937) und zog sozialmedizinisch weitreichende Konsequenzen, die ihn zu einem der führenden

19 Vgl. Dagmar Schüßler, Die Bedeutung von Gerhardt Katsch für die Entwicklung der Diabetologie und der Diabetikerfürsorge in Deutschland, Diss. med. Düsseldorf 1992.

20 Vgl. die imposante Liste bei Ewert, Katsch (wie Anm. 4), Dokument Nr. 46, S. 344f.

21 Seit 1979 verleiht die Deutsche Diabetes Gesellschaft (damals Westdeutschland) eine »Gerhardt-Katsch-Medaille«; eine weitere wurde vom Koordinierungsrat der Medizinisch-wissenschaftlichen Gesellschaften der DDR verliehen. Von 1977–1988 gab es in der DDR außerdem den »Gerhardt-Katsch-Preis« der Gesellschaft für Endokrinologie und Stoffwechselkrankheiten, der für wissenschaftliche Forschungsleistungen vergeben wurde. Zum 50jährigen Bestehen des Forschungsheimes Garz/Karlsburg erschien 1980 eine Katsch-Plakette aus Meißner Porzellan.

22 Heute Rudolf-Petershagen-Allee, zwischen 1939–1945 Adolf-Hitler-Damm.

Diabetologen machten.[23] Das erste deutsche Diabetikerheim entstand 1930 unter Katschs Regie als Privatstiftung unter der Schirmherrschaft der Inneren Mission in Garz auf Rügen.[24] Recht bald wurde es Vorbild für ähnliche Gründungen, z.B. 1938 in Kopenhagen. Unter dem Druck der nationalsozialistischen Eugenikpolitik nahm er vehement Partei für die 200.000–500.000 deutschen Diabeteskranken,[25] die auch dank seines Einsatzes aus der berüchtigten rassepolitischen Sterilisationsgesetzgebung ausgeklammert blieben. Seine anerkennenswerte Tapferkeit in dieser Sache wird allerdings durch gelegentliche Übernahme rassepolitischer Denkmuster doch etwas getrübt.[26]

Die politische Wende 1933 bildete für Gerhardt Katsch eine tiefe Zäsur. Bis 1935 verlor er aus seinem Ärzteteam alle Mitglieder jüdischer Herkunft.[27] Sein erster betroffener Habilitant Heinrich Lauber emigrierte frühzeitig nach England.[28] Der noch vertrautere Minkowski-Schüler Alfred Lublin, Katschs Mitarbeiter seit 1929 und Mitentwickler der Arbeitstherapie im Diabetikerheim Garz, war 1932 auf

23 Vgl. Gerhardt Katsch, Garzer Thesen. Zur Ernährungsführung der Zuckerkranken, in: Klinische Wochenschrift, 16. Jg. 1937, S. 399–403 (These 9); Gerhard Mohnike, Gerhardt Katsch †, in: Zeitschrift für ärztliche Fortbildung, 55. Jg. 1961, S. 670–671; Waldemar Bruns, Zur Geschichte der Behandlung des Diabetes in Deutschland, Teil 1 in: Diabetes aktuell Heft 3/2005, S. 30–34; z.T. gesucht kritisch auch Schüßler, Bedeutung (wie Anm. 19).

24 Der kirchliche Hintergrund der Garzer Arndt-Stiftung wird meist übersehen; Stiftungsvorsitzender war Oberkonsistorialrat Prof. D. Dr. Heinrich Laag. Vgl. Gerhardt Katsch, Die sozialbiologische Problematik des Diabetes, in: Archiv für Soziale Hygiene und Demographie, NF VIII. Bd. 1933/34, S. 403–411, zu den Garzer Details S. 410.

25 Für Mitte der 1930er Jahre gab Katsch 198.000 manifeste Fälle an und berechnete daraus die latente Anlage zur Zuckerkrankheit für weitere 396.000 Deutsche, vgl. Gerhardt Katsch, Diabetikerheim und Forschungsinstitut für Diabetes in Garz auf Rügen, in: Zeitschrift Gesundheitsfürsorge, 1938 Heft 3 (im Sonderdruck die Angaben auf S. 4).

26 Vgl. Katsch, Problematik (wie Anm. 24), sowie auch Gerhardt Katsch, Erhaltung der Arbeitsfähigkeit des Zuckerkranken, in: Verhandlungen der Deutschen Gesellschaft für Innere Medizin, 52. Jg. 1940, besonders S. 67.

27 Zur Lage jüdischstämmiger Ärzte an der Universität Greifswald vgl. Zumpf, Leistungen (wie Anm. 10), Anlage 1. Die meisten Betroffenen waren – wie etwa A. Lublin – seit Jahrzehnten getauft und somit Mitglied der evangelischen oder katholischen Kirche.

28 Katsch hielt Verbindung und freute sich sehr, als Lauber 1958 nach Bonn berufen wurde.

seine Fürsprache hin zum außerordentlichen Professor ernannt worden. Aufgrund etwas verwickelter Umstände ließ sich Lublin 1934 nach Königsberg beurlauben. Nach Ablauf der Beurlaubung wurde er zum 1.10.1935 von der Greifswalder Fakultät in vorauseilendem Gehorsam »automatisch« aus dem Lehrkörper der Universität gestrichen.[29] Katsch hatte sich noch 1933 erfolgreich für ihn verwendet und seine Einsetzung als Oberarzt der Medizinischen Klinik zum 1.4.1933 durchsetzen können. Seit Anfang 1934 war Katsch jedoch mit seinem eigenen Behauptungskampf beschäftigt. Er unterstützte noch Lublins Bewerbung auf eine Professur nach Ankara. Als dies 1935 scheiterte, erwog der verzweifelte Lublin in Königsberg eine Praxis zu begründen, emigrierte aber schließlich nach Litauen, von wo er offenbar 1939 nach La Paz in Bolivien auswanderte. Von dort aus hielt er bis zu seinem frühen Tod 1956 Briefkontakt zu seinem Greifswalder Förderer.[30]

Bis 1935 vollzog Katsch, dem wachsenden Erwartungsdruck nachgebend, mehrere Eintritte in politische Organisationen:[31] der zunächst wichtigste war sein Eintritt in den Stahlhelm am 1.3.1933. Am 25.1. 1934 wurde diese Kriegsveteranenorganisation der SA-Reserve eingegliedert, wodurch Katsch am 6.5.1934 »Oberscharführer« wurde. Außerdem erhielt er die in der SA-Sanitätsrangliste unterste Funktion des »Sturmbannarztes«, die er nach eigenen Angaben ab ca. 1936 nur noch passiv wahrnahm. In einem aus akademischen Bewerbungsgründen 1944 für die Parteikanzlei geschriebenen Lebenslauf hat Katsch allerdings vermerkt, daß er »z.Zt. Sturmführer im Stab der Greifswalder [SA-]Standarte« sei.[32] Im Juni 1934 trat er

29 Über diesen Punkt informiert die ansonsten solide Darstellung Dittrichs unzureichend: Hans Michael Dittrich, Alfred Lublin (1895–1956) und sein Beitrag zur Diabetologie, in: Zeitschrift für ärztliche Fortbildung, 79. Jg. 1985, S. 361–363. Vgl. UAG Med. Fak. 83 – Alfred Lublin.

30 Vgl. Lublin, Katsch zum 65. Geburtstag (wie Anm. 6), S. 3–4. Ich danke sehr herzlich Herrn Heinz Schneider, Mahlow, für die freundliche Kenntnisgabe einer Kopie der bolivianischen Einwanderungspapiere.

31 Die folgenden Beitrittsangaben nach der UAG PA 1276 – Gerhardt Katsch sowie nach der NSDAP-Zentralkartei des ehemaligen Berlin Document Centre sowie der Karteikarte des Reichsministeriums für Wissenschaft, Erziehung und Volksbildung im Bundesarchiv Berlin (BA).

32 Vgl. BA NSDAP-Zentralkartei, Katsch, Gerhardt. Seine Karteikarte wurde am 1.2.1938 angelegt.

der Nationalsozialistischen Volkswohlfahrt (NSV) bei, ein für ihn als Arzt obligater Schritt. Den Beitritt in den NS-Reichsärztebund vermied er dagegen standhaft. Eher freiwillig und neigungsbedingt dürfte sein frühzeitiger Beitritt zum Nationalsozialistischen Fliegerkorps (NSFK) am 1.4.1933 gewesen sein. Der Beitritt zum Reichsluftschutzbund schloß sich im Juni 1934 an. Das Interesse für die Fliegerei war bei ihm wohl seit dem Ersten Weltkrieg geweckt.

Seit 1934 sah sich Katsch wegen seiner gemutmaßten »jüdischen Versippung« vor ein wachsendes Legitimationsproblem gestellt. Die von ihm selbst provozierte Frage, durch seine naive – und übrigens zutreffende – Angabe der wahrscheinlich jüdischen Abstammung eines seiner Großelternteile, zog sich bis weit ins Jahr 1935 hin. Des wachsenden Druckes wegen entschloß er sich zum 1.8.1934 förderndes Mitglied der SS zu werden. Zu jenem Zeitpunkt war die SA bereits entmachtet (›Röhmputsch‹). Die deren politisches Erbe antretende SS war in ihrer Bedeutung noch nicht begriffen. Katsch hat diese 1934 eingegangene SS-Fördermitgliedschaft – begreiflicherweise – in sämtlichen Entnazifizierungsfragebögen unterschlagen. Allerdings konnte er mit dieser Entscheidung von 1934 die Nachforschungen in der Frage seines »Geblüts« keineswegs beenden. Noch 1944 notierte der NS-Dozentenschaftsleiter, Katschs damaliger Dekan Günther F. K. Schultze in einem Dossier: »Um die arische Abstammung des Herrn Katsch ist viel gemunkelt worden.«[33] Jene Anzweiflung hatte Katsch viel Kraft gekostet. Am Ende hatte der Kurator der Universität noch einmal 1938 die Fraglichkeit in einem protokollarischen Schlußakt ganz offiziell für unzutreffend erklärt. Katsch war mithilfe mehrerer Rechtsanwälte und durch den Einsatz von ungefähr 20.000 RM die Verschiebung seiner »jüdischen Versippung« in die für die rassentheoretische Erfassung und Gesetzgebung nicht mehr relevante Urgroßelterngeneration gelungen.[34]

33 Als Beiakte zur NSDAP-Zentralkartei, Katsch, Gerhardt.

34 UAG PA 1276 – Gerhardt Katsch, Hefter 7 und briefliche Mitteilung von Burchard Katsch an Dr. Ernst Zumpf, 15.2.1992, Slg. Katsch. Welcher »Existenzkampf« aus dieser Frage für Ärzte entstehen konnte, demonstriert eindrücklich Katschs späterer Freund und Kollege Hanns Schwarz, Existenzkampf unter den Bedingungen faschistischen Rassenwahns, in: Günter Albrecht / Wolfgang Hartwig (Hg.), Ärzte. Erinnerungen – Erlebnisse – Bekenntnisse, Berlin 6. Aufl. 1988, S. 32–58.

Für den ehrgeizigen Ausbau seines 1937 entstehenden »Forschungsinstitutes für Diabetes« in Garz war die geglückte Entschärfung dieser »Belastung« eine wesentliche Voraussetzung gewesen.[35] Eine zusätzliche Absicherung bedeutete sein Gesuch zur Aufnahme in die NSDAP vom 24.7.1937. Es wurde 1938 rückwirkend zum 1.5.1937 genehmigt. Katsch erhielt die Pg.-Registernummer 4.865.153.[36] Tatsächlich wurde ihm das Parteibuch aber erst am 23.10.1943 ausgestellt. Gründe für diese Verspätung sind aus den Akten nicht erkennbar; zu vermuten steht aber die beschriebene Verdachtssituation »jüdischer Versippung«. Irgendeine Parteifunktion übte er nicht aus. Am 1.1.1938 trat er auch dem Reichskolonialbund bei.[37]

Bis zu seinem 25jährigen Dienstjubiläum im November 1938 hatte sich Katschs Stellung deutlich gefestigt. Nach dem Verstummen der Anfragen aus dem Reichssippenamt und anderer Behörden galt er bei Kollegen inzwischen auch als »dekanabel«, wie 1938 der scheidende Dekan dem Greifswalder Rektor nahelegte.[38] Trotz dieser Fürsprache Prof. Alfred Lincks wurde Katsch nicht Dekan. Diese Stellung blieb ihm abgesehen von einer kurzen kommissarischen Übergangsphase 1945 dauerhaft versagt.[39]

Gleich zu Beginn des Zweiten Weltkrieges wurde Katsch beratender Internist im Wehrkreis II (Stettin). Die Zuständigkeit für das Greifswalder Reservelazarett erhielt er 1940, die für das Luftwaffen-

35 Zur Geschichte des Institutes vgl. Katsch, Diabetikerheim (wie Anm. 25); sowie Gerhard Mohnike, Diabetikerheim Garz/Rügen und Karlsburg 1930–1955. Bericht anläßlich des 25jährigen Bestehens der Anstalt, Greifswald 1956 (enthält zur Hälfte Texte von G. Katsch).

36 Gegen Kriegsende gehörten zwischen 50–60% der deutschen Ärzte der NSDAP an. Sie hatten damit unter den akademischen Berufständen die mit Abstand höchste Eintrittsrate. Die stärkste Eintrittswelle resultierte aus der NSDAP-Öffnung vom Mai 1937. Vgl. Martin Rüther, Ärzte im Nationalsozialismus. Neue Forschungen und Erkenntnisse zur Mitgliedschaft in der NSDAP, in: Deutsches Ärzteblatt, 98. Jg. 2004, S. 2561–2562.

37 Im gleichen Jahr bewog er seinen Sohn zur Auswanderung nach Mexiko – eine Vorsichtsmaßnahme, falls die jüdische »Versippung« doch noch zutage treten würde.

38 UAG PA 1276 – Gerhardt Katsch, Hefter 1 pag. 22, Dekan Linck an den Rektor, 1.6.1938.

39 Die mehrfach in der Literatur auftauchende Information, Katsch sei 1945 zum Dekan »gewählt« worden, ist nicht zu verifizieren. Katschs Leitung der Fakultätssitzungen nach dem Suizid H.F.K. Schultzes, welcher am Tag zuvor die Massenvergewaltigung in seiner Frauenklinik durch sowjetische Militärangehörige und ihre Folgen miterleben mußte, war kommissarisch.

lazarett 1941, später auch Beraterfunktionen in den drei übrigen Greifswalder Lazaretten. Im Laufe der Kriegsjahre kletterte er in der Rangliste des Kriegssanitätswesens vom Stabsarzt ausgehend allmählich hinauf: zum 1.7.1940 erfolgte die Ernennung zum Oberstabsarzt d. R., die zum Oberfeldarzt am 1.3.1943 und zum 1.11.1944 seine letzte Ernennung zum Oberstarzt der Reserve. Die Kriegsentwicklung nahm er anfangs aus der typischen Perspektive des 1918 geschlagenen Weltkriegsveteranen in einer gewissen Euphorie wahr. Je länger der Krieg aber dauerte, desto kritischer sah Katsch die Folgen.

Ein längeres Frontkommando band ihn während der Vorlesungszeit vom 25.11.1941 bis zum 10.3.1942 auf dem Balkan. Dagegen erhob sein Greifswalder Dekan, Prof. Hans Bischoff, mehrfach lebhaften Einspruch und erreichte nach einigen Mühen Katschs Rückkehr.[40] Zu Katschs 55. Geburtstag am 14. Mai 1942 erschien in der Greifswalder Zeitung ein überaus lobender Artikel: »Ein Mediziner, dessen Arbeit Weltruf erlangt hat«.[41] Der einen Tag später eingesetzte Rektor Carl Engel, zu dessen engem Bekanntenkreis Katsch bereits gehörte, hätte ihm gern das Prorektorat übertragen, worauf Katsch aber nicht einging.[42] Vom 10.5.1943 bis zum 1.11.1943 folgte ein erneutes Frontkommando, diesmal in die Ukraine, das den Dekan zu noch energischerem Einspruch gegenüber dem Heeressanitätsamt bestimmte.[43] Nach Beendigung dieses Kommandos blieb Katsch dauerhaft in Greifswald.

Schon aus seiner Lazarett-Tätigkeit ergab sich eine enge Vertrautheit mit den lokalen Wehrmachtdienststellen, insbesondere mit den Stand-

40 Dekan Bischoff an Kurator, 22.2.1941 (und viele weitere Schreiben), UAG PA 1276 – Gerhardt Katsch, Hefter 1 pag. 45ff.

41 Greifswalder Zeitung Nr. 132 v. 14.5.1942.

42 Rektor Gerhardt Katsch »persönlich-vertraulich« an Staatssekretär Dr. Franz Wohlgemuth, 8.11.1956, UAG R N.F. 78/1. Zu Engel vgl. jetzt Günter Mangelsdorf (Hg.), Zwischen Greifswald und Riga. Auszüge aus den Tagebüchern des Greifswalder Professors für Ur- und Frühgeschichte, Dr. Carl Engel, vom 1. November 1938 bis 26. Juli 1945 (Beiträge zur Geschichte der Universität Greifswald, 7), Stuttgart 2007.

43 Vgl. UAG PA 1276 – Gerhardt Katsch, Hefter 7, pag. 160. Katsch scheint gute Beziehungen zum Heeressanitätsinspekteur gehabt zu haben. Horst Stemmer wertet in seiner Studie (wie Anm. 9) u.a. die von ihm neuentdeckten Sanitätstagebücher Katschs aus, die im Freiburger Militärarchiv des Bundesarchivs lagern. Die recht knapp gehaltenen Notizen verdeutlichen vor allem seinen Einsatzkreis.

ortältesten und Standortärzten. Bereits 1943 ergab sich auch der erste Kontakt zu Rudolf Petershagen, der verwundet in einem seiner Lazarette lag. Katsch wurde nicht nur »mehrfach zur ärztlichen Beratung an sein Krankenbett gerufen«, sondern tauschte sich »sowohl vor als auch nach« seinem eigenen Front-Kommando als Angehöriger der neugebildeten 6. Armee mit dem ukraineerfahrenen Petershagen aus. Es entwickelte sich eine relativ enge Beziehung, die im Anschluß an Petershagens sowjetischer Kriegsgefangenschaft 1949 schließlich dazu führte, daß ihn Katsch in der Medizinischen Klinik auf dem Verwaltungsinspektorposten anstellte.[44] Nach eigener Erinnerung gehörte Katsch mit zu den ersten Gratulanten aus Anlaß von Petershagens Ernennung zum Greifswalder Standortältesten ab 1.1.1945. »Wir stritten uns bei dieser Gelegenheit halb scherzend um die sehr ernste Frage, wieviel Prozent der Greifswalder Einwohnerschaft im Herzen eine kampflose Übergabe wünschte. Der eine sagte 95%, der andere 98%.«[45]

Die unter Katschs Generalverantwortung 1941–1943 in seiner Klinik stattgefundenen Behandlungstests zur Auffütterung von insgesamt 16 sowjetischen Kriegsgefangenen aus dem Greifswalder »Stalag« (= Kriegsgefangenen-Stammlager II C) wurden drei Jahre nach Kriegsende von einem enttäuschten Volontärarzt behördlich problematisiert. Der Vorwurf, es habe sich dabei um »Hungerversuche« des Oberarztes Dr. Martin Gülzow gehandelt, wurde schleu-

---

44 Helmut Maletzke beansprucht, Petershagen dort die Idee der Abfassung seines späteren Buches nahegebracht zu haben, vgl. Helmut Maletzke, Als Petershagen heimkehrte, in: Jürgen Schumacher /Ulrich Frohriep (Hg.), Rudolf Petershagen und die kampflose Übergabe der Stadt Greifswald, Rostock 2005, S. 66–69. In Petershagens Bewerbungsunterlagen für diesen Posten findet sich bereits eine frühe Version seines späteren Romans, vgl. Lebenslauf v. Januar 1949, UAG PA 2371 – Rudolf Petershagen (1949/51).

45 Rektor Gerhardt Katsch an Dr. Hans Schröder »in bezug auf die Kapitulation von Greifswald« vom 27.12.1955, UAG R N.F.78/2. Ich danke Dr. Dirk Alvermann für den Hinweis auf dieses wichtige Dokument. Es handelt sich um »korrigierende Anmerkungen« zur Rohfassung von Schröders Universitätsgeschichte, von denen Schröder in seiner endgültigen Fassung nur teilweise und insofern wider besseres Wissen Gebrauch machte. Vgl. Hans Schröder, Zur politischen Geschichte der Ernst Moritz Arndt-Universität Greifswald, in: Festschrift zur 500-Jahrfeier der Universität Greifswald 17.10.1956, Bd. 1 hg. v. Werner Rothmaler, Greifswald 1956, S. 141–143.

nigst entkräftet.[46] Der Sachverhalt war dem Volontär lediglich vom Hörensagen bekannt geworden. Aus privaten Gründen hatte er ihn offenbar als Erpressungsmittel einzusetzen versucht. Dennoch ist, wie der ausführliche Rechtfertigungsakt Dr. Gülzows durchscheinen läßt, in jener medizinischen Betreuung extremer Dystrophiefälle kein bloßer humanitärer Akt, sondern ein kriegsmedizinisch planmäßiger Vorgang zu sehen, dessen wissenschaftliche Auswertung kein zufälliges Nebenprodukt, sondern Hauptaufgabe war.[47] Das Leben von 13 sowjetischen Kriegsgefangenen konnte dabei gerettet werden. Von den wiederhergestellten Patienten wurden einige noch längere Zeit in der Klinik als Hilfskräfte beschäftigt, u.a. der 46jährige und sehr sprachbegabte Dimitri Lestnitschenko, der für die leitenden Kliniker ein wichtiger Diskussionspartner wurde und »uns als erster in die politischen und wirtschaftlichen Verhältnisse der Sowjetunion Einblick« verschaffte.[48] Dr. Gülzows eigene Erkrankung Anfang 1944 bedeutete das Ende dieser Testreihe. Für Gerhardt Katsch verstand sich die enge Beziehung zwischen klinischer Behandlung und kontrolliertem Experiment zeitlebens als etwas Selbstverständliches.[49]

Für den Zusammenhang der kampflosen Stadtübergabe wirkte sich Katschs Kenntnis des Kriegsgefangenen-Stammlagers bedeutungsvoll aus. Hier lernte er den Kriegsgefangenen Boris L. Matusow kennen, der von Katsch als Ersatzdolmetscher für die Anklamer Verhandlungen am 30.4.1945 herangezogen wurde.[50] Als Hauptübersetzer besorgte Katsch Emil Cieslik, einen ostpreußischen Zivilpatienten seiner Klinik. Über seine eigene Beteiligung an der Stadtübergabe hat Katsch

46 Auch der erkrankte Katsch äußerte er sich sofort am 15.2.1948 in einem dreiseitigen Schreiben, sachlich analog zum Bericht Gülzows. Vgl. UAG R N.F. 808, Schriftstücke 6 und 18.

47 Das ließ selbst Lublin, Katsch zum 65. Geburtstag (wie Anm. 6), S. 3 mit Fußnote 2 durchblicken.

48 So Gülzow in seinem Bericht, UAG R N.F.808, Schriftstück 6.

49 Vgl. Gerhardt Katsch, Über Beziehungen von Experiment und Klinik, in: Katsch, Imperativ (wie Anm. 2), S. 38–47. Es handelt sich im Kern um Katschs Frankfurter Antrittsvorlesung aus dem Jahr 1920.

50 Leider ist Matusows sogenannter Erinnerungsbericht von 1963 faktisch wertlos. Die Details der kampflosen Stadtübergabe werden in absehbarer Zeit in dem besagten Studienband (wie Anm. 1) in möglichster Präzision nachlesbar sein.

später wenig und wenn dann ausnehmend bescheiden berichtet. Über das Zufallsmoment seiner unmittelbaren Teilnahme an der Kapitulation gab er 1955 nüchtern zu Protokoll: Der eigentlich vorgesehene Standortarzt Dr. Latten[51] »war […], nachdem er Besuch vom Oberkommando Weichsel gehabt hatte, völlig nervös und unsicher geworden; ist dann auch am nächsten Abend [=28.4.] westwärts verschwunden. So kam es, daß Herr Petershagen mich fragte, ob ich nicht bereit sei mitzugehen, obwohl ich keine Schlüsselstellung innehatte, als dienstältester Sanitätsoffizier in der Stadt und langjähriger Bürger von Greifswald. Ich erklärte mich bereit.«[52] Die in den Wochen zuvor versuchte Initiative, Greifswald zur offenen Lazarettstadt zu erklären und sie auf diese Weise aus dem Kriegsgeschehen zu ziehen, hatte Katsch schon ab Herbst 1944 intensiv bedacht und begleitet. Das Ergebnis seines ohne Frage mutigen Einsatzes bestimmte die Stadt Greifswald 1952 dazu, Katsch zum Ehrenbürger zu erklären. 1954 erhielt außerdem eine Straße im Greifswalder Neubaubereich seinen Namen. Die überaus legendarische Darstellung Rudolf Petershagens hat Katsch bewußt nicht gelesen.

Die politisch-gesellschaftliche Zäsur von 1945 bedeutete für Gerhardt Katsch keinen Karrierebruch, obwohl er wie andere »Gelehrte von Weltruf« wegen seines bekannten NSDAP-Beitritts als prinzipiell »belastet« gelten mußte. Ihn schützten zwei Momente: sein Beruf und das souveräne Agieren bei der Stadtübergabe. Auf Anweisung der Sowjetischen Militäradministration, zu der er recht bald ausnehmend gute Beziehungen aufbauen konnte, wurde seine akademische Laufbahn während des obligaten Entnazifizierungsprozesses nicht gestört.[53] Auch das Vertrauen, mit dem zahlreiche sowjetische

---

51 Sein Name wurde durch einen Tippfehler in den Abschriften von Carl Engels nachträglichem Bericht verwirrt (dort mehrfach »Dr. Hatten«, was ich bisher für richtig ansah) und hat sich erst jetzt durch die Edition von Engels Tagebüchern zweifelsfrei aufgeklärt, vgl. Mangelsdorf (wie Anm. 42), S. 278, 280 u. 496.

52 Katsch an Dr. Hans Schröder, 27.12.1955, UAG R N.F.78/2. Sachlich identisch Katsch an Dr. Franz Wohlgemuth, 8.11.1956, UAG R N.F.78/1. Vgl. jetzt auch die Ablaufskizze von Irmfried Garbe, Die Greifswalder Stadtübergabe 1945 und ihre unmittelbaren Folgen. Eine Quellensynopse aus Anlass eines neuen Fundes, in: Zeitgeschichte regional, 11. Jg. 2007, Heft 1, S. 79–87.

53 Vgl. dazu Markus Seils, »Auftrag: die planmäßige ideologische Umgestaltung der

Besatzungsoffiziere ihn als Kliniker und Könner seiner Kunst konsultierten, zeugt von Katschs Ausstrahlungskraft und Souveränität. Die Unsicherheitssituation der unmittelbaren Nachkriegszeit legte sich für ihn auch dank solcher Kontakte relativ schnell. Den zeitweilig im Frühjahr 1946 erwogenen SPD-Eintritt – es scheint ein förmliches Eintrittsgesuch gegeben zu haben – ließ Katsch stillschweigend fallen, als SPD und KPD zur SED zwangsvereinigt wurden. Bis etwa Ende 1947 hatte sich Katschs Position im neuen politischen Rahmen soweit konsolidiert, daß seine Figur aus der Universität Greifswald und aus dem Hochschulsystem der SBZ/DDR-Medizin nicht mehr wegzudenken war. Er nutzte die wiedergewonnene Respektierung seiner Person institutionell und administrativ geschickt aus. In der konsequenten Verweigerung jeglicher ideologischer Anbiederung blieb er sich aber – wie schon unter dem Vorgängerregime – auch während des Restes seines Lebens treu.

Stärker noch als im nationalsozialistischen Staat rechnete man mit ihm dann in der frühen DDR, die an Ärzten einen empfindlichen Mangel litt, der sich durch Abwanderung noch ständig vergrößerte. Katsch gehörte zu den hochangesehenen Wissenschaftlern, die aus politischen Image-Interessen hofiert wurden. Zwar scheiterte noch 1949 der Vorschlag, Katsch mit dem »Nationalpreis« auszustatten, aber der 1950 mit ihm geschlossene »Einzelvertrag« unterstrich seine Exzellenz als Mediziner dann doch und präludierte die 1952 schließlich nachgeholte Nationalpreisehrung. Es war die Strategie der SED-geführten Wissenschaftsbehörde, ihn für die DDR dauerhaft zu sichern. Die Offerten des Einzelvertrages waren weitreichend:[54] Katsch erhielt nicht nur ein Spezialgehalt, dessen Weiterzahlung von der Emeritierungsgrenze bei fortgesetzter Vorlesungstätigkeit nicht betroffen werden sollte,[55] sondern auch dauerhafte Rechte als Kli-

Universitäten.« Staatliche Hochschulpolitik im Land Mecklenburg-Vorpommern 1945–1950, hg. v. Landesbeauftragten MV für die Unterlagen des Staatssicherheitsdienstes der ehemaligen DDR, Schwerin 1996, S. 27. Zur Sonderbehandlung von Medizinern vgl. Anna-Sabine Ernst, »Die beste Prophylaxe ist der Sozialismus«. Ärzte und medizinische Hochschullehrer in der SBZ/DDR 1945–1961 (Internationale Hochschulschriften, Bd. 210), Münster u.a. 1997.

54 Eine Ausfertigung des Vertrags vom 1.9.1950 mit Ergänzungen vom 1.7.1952 und 12.1.1956 befindet sich in UAG PA 1276 – Gerhardt Katsch, Hefter 5 (Berliner Akte).

55 Zunächst festgesetzt auf monatlich 3300 DM plus Nebenvergütung aus der

niksdirektor, eine Kongreßteilnahmegarantie selbst innerhalb der Vorlesungszeiten, freie Fahrt ins nichtsozialistische Ausland unter Begleitung seiner Frau, Einreiseerleichterungen für seinen in Mexiko lebenden Sohn, eine über das Staatssekretariat abzuwickelnde individuelle Literaturversorgung der Dringlichkeitsstufe I, den Anspruch auf die höchste Altersversorgung und Zusatzversorgungen, die Genehmigung einer Privatpraxis mit eigenständigen Einkünften, die nebenamtliche Leitung seiner Forschungsinstitute auf Lebenszeit, die Zusage über ausreichende Arbeitsräume für seine Mitarbeiter und einen unter Priorität gestellten Ausbau seiner Kliniken. Damit hatte der seit 1945 parteilos bleibende Mediziner vom Staatssekretariat für das Hochschulwesen der DDR eine Stellung erlangt, die durch die ihm 1951, 1952 und 1956 zuteil werdenden Verleihungen hoher staatlicher Ehrentitel nur noch bekräftigt werden konnte.

Mit Unterstützung der Sowjets und der Schweriner Landesregierung hatte er 1947 mit Überlassung des Karlsburger Schlosses ein ausbaufähiges Schwesterinstitut zu Garz erhalten, das sich in wenigen Jahren zum Zentralinstitut für Diabetesforschung für den gesamten Ostblock entwickelte und seit 1961 auch seinen Namen trägt: Institut für Diabetes – Forschung und Behandlung »Gerhardt Katsch«.[56] Eine Klinik für zuckerkranke Kinder kam als Appendix des Garzer Forschungsheimes 1955 in Sellin auf Rügen hinzu.[57] Aus der Zusammenarbeit mit dem befreundeten Greifswalder Reformpädagogen Paul Hoffmann entstand gleichzeitig das »Sonderschulheim für zuckerkranke Kinder«, das 1957 dauerhaft in Putbus einge-

Klinikstätigkeit in Höhe von 2000 DM; 1952 wurde das Gesamtgehalt auf 6300 DM erhöht, ab 1953 betrug es 7500 DM, später 10.000. Hinzu kamen Spezialregelungen zu Katschs Honorargelder für Gastvorlesungen und Vorträge.

56 Vgl. Egon Brauns / Peter Wulfert, Vom Heim zum Zentralinstitut – Auf der Spur einer großen Idee, in: Karlsburg. Ein Dorf und sein Institut, Greifswald 1990, S. 39–66; Waldemar Bruns / Konrad Seige / Ruth Menzel / Günther Panzram, Die Entwicklung der Diabetologie im Osten Deutschlands von 1945 bis zur Wiedervereinigung, hg.v. der Deutschen Diabetes Gesellschaft, Hildesheim 2004.

57 Vgl. G. Ziegler, Das Diabetikerheim in Garz auf Rügen, in: Greifswalder Zeitung, 69. Jg. Nr. 296 v. 8.10.1931, 1. Beiblatt.; Mohnike, Diabetikerheim (wie Anm. 35); Heinz Schneider, Die Diabetikerbetreuung im Osten Deutschlands vom Ende des 2. Weltkrieges bis zur Wiedervereinigung, Teil 1 u. Teil 2, in: Diabetes aktuell Heft 3/2001, S. 24–28, Heft 4/2001, S. 16–19.

richtet werden konnte.[58] Mit verständlichem Direktorenstolz konnte Katsch auf der Höhe seines institutionellen Erfolges berichten: »Mein Forschungsinstitut, in vielem ähnlich den Max-Planck-Instituten, [...] gehört nicht unmittelbar zur Universität, sondern untersteht in bezug auf Aufsicht und Finanzierung dem Gesundheitsministerium. Alle Angestellten werden nur von mir ausgewählt und von mir selbständig angestellt. Nur der geschäftliche Verwalter bedarf der Bestätigung durch das Ministerium.«[59]

Als Kollege war Katsch fakultätenübergreifend geschätzt. Er fand in seinen Greifswalder Jahrzehnten viele menschlich enge Beziehungen.[60] Bereits im fünften Greifswalder Dienstjahr schrieb er eine kurzgefaßte, sehr sachkundige Fakultätsgeschichte, in der er die Interferenzen der einzelnen Bereiche zur Zentralperspektive machte.[61] Für ihn lebte die Idee der Universität und er lebte sie. Es war biographisch gedeckt, als Katsch 1955 in seiner Rede zur Rektoratsübernahme dem Auditorium ausführte: »Wir können und wir sollten trotz des immer weiter sich entwickelnden Spezialistentums in Vorbereitung auf unerhörte Menschheitsaufgaben wieder enger zusammenrücken, uns verbinden und verbünden, im einzelnen wirkend, im ganzen vereint wie Organe und Organismus im Sinne der alten universitas litterarum.«[62] Die betonte Stärkung des Universitäts-Gedankens brachte Lernprozesse neu in Gang. »Katsch gelang es wie keinem Rektor zuvor, unsere Fakultät fester an das Leben der Universität zu binden«, urteilte einer seiner Kollegen im Rück-

58 Hierzu spannende Ausführungen von Otfried Günther, Ein Lebensbericht aus dem 20. Jahrhundert, Typoskript 2005, auszugsweise zitiert bei Ewert, Geschichte (wie Anm. 4), Dokument 38, S. 315–321.

59 Katsch-Notiz zur eigenen Leitungsfunktion, 20.8.1956, UAG R N.F. 78/1.

60 Einer seiner engen Gesprächspartner wurde der 1946 nach Greifswald berufene Psychiater Hanns Schwarz. Vgl. Hanns Schwarz, Jedes Leben ist ein Roman, Berlin ^{2}1977, S. 317–322.

61 Gerhardt Katsch, Lehrer der Heilkunde und ihre Wirkungsstätten: Universität Greifswald, Jubiläums-Beilage zur Münchener Medizinischen Wochenschrift, 80. Jg. 1933, S. 37–40. Dort finden sich auch sehr ausdrucksvolle Porträt-Fotos aller 17 Ordinarien der Medizinischen Fakultät Greifswald von 1932/33.

62 Gerhardt Katsch, Medizin und Universitas. Rede bei Übernahme des Rektorats am 28. Januar 1955 (Greifswalder Universitätsreden NF 1), Greifswald 1955, S. 14. Typisch auch das zu seinem Aufsatz »Der therapeutische Imperativ des Arztes« gewählte Leibniz-Motto: Felicitatem suam augeat in aliena – im Fremden wachse das eigene Glück!

blick.[63] Seit seiner Schulzeit am Französischen Gymnasium hatte Katsch den Austausch über die Wissenszweige hinweg gesucht. Er nutzte die Effekte von eben sowohl zwanglosen wie engagierten Gesprächen zwischen Gebildeten unterschiedlicher Disziplinen, wie sie in Greifswald seit langem kultiviert wurden. Darum geißelte er 1955 ganz bewußt die seit der SBZ-Zeit aus Sowjetrußland übernommene bürokratische Idee, das additive Leistungs-»Soll« zum »wissenschaftlichen« Pflichtprogramm zu machen. Katsch erwiderte: »Es muß gebrochen werden mit dem Glauben, daß Qualität stets auf Quantität zurückgeführt werden könnte und daß Auflösung von Qualität in Quantität *die* Aufgabe der Wissenschaft sei.«[64] Daß er selber mit seinen schließlich mehr als 220 wissenschaftlichen Publikationen und 337 teils angeregten, teils betreuten Dissertationen das kalkulierte »Soll« haushoch überstieg, machte ihn an dieser Stelle nicht blind für administrativen Unfug.

Noch lange nach der politischen Teilung Deutschlands hat er sich als gesamtdeutscher Präsident der Deutschen Gesellschaft für Verdauungs- und Stoffwechselkrankheiten wie auch als Rektor der Greifswalder Universität (1954–1957) sehr bewußt und immer wieder um deutsch-deutsche Brückenschläge bemüht.[65] In seinem Rektorat bewies er besondere Courage, als er 1955 im Vorfeld der Jubiläumsvorbereitungen für mehrere politisch verurteilte Studenten Gnadengesuche zu erwirken versuchte, teilweise mit Erfolg.[66] Katsch begriff das Greifswalder 500jährige Universitätsjubiläum 1956 auf deutschland- und universitätspolitischem Hintergrund und widmete sich ihm als Jubiläumsrektor in souveräner Weise.[67] Die Ungunst der

63 Georg Günther, Gewinne das Leben. Erinnerungen eines Arztes, Berlin 1989, S. 229.
64 Katsch, Medizin (wie Anm. 62), S. 9.
65 Am Tagungsort der deutschen Internistenkongresse, Wiesbaden, wurde in Anerkennung dessen und seiner wissenschaftlichen Leistungen wohl 1962 eine Straße nach Gerhardt Katsch benannt.
66 Die Verurteilungen standen *nicht* – wie jedoch immer wieder fälschlich erinnert und behauptet wird – im unmittelbaren Zusammenhang mit dem »Greifswalder Medizinerstreik«. Vgl. Irmfried Garbe, Die Staatsmacht und das Recht der Gnade: Zwei Gnadengesuche für Greifswalder Studenten im Jubiläumsjahr 1956 von Universitätsrektor Prof. Dr. Gerhardt Katsch an Staatspräsident Wilhelm Pieck, in: Zeitgeschichte regional, 7. Jg. 2003, Heft 2, S. 56–62.
67 Dirk Alvermann, Deutsche Beutekunst im Kalten Krieg. Die Rückführung des Croy-Teppichs nach Greifswald 1951–1956, in: Zeitgeschichte regional, 10. Jg., 2006,

politischen Kulturkampfzeit bedingte aber auch das Scheitern seiner deutschlandpolitischen Zielvorstellungen trotz des groß geplanten Jubiläumsaktes. Bereits 1955 war unter seinem Rektorat die Universität von staatlicher Seite gezwungen worden, einen militärmedizinischen Studienzweig aufzunehmen, aus dem sich einige Jahre später die Militärmedizinische Sektion verfestigte. Dank seiner diplomatischen Beziehungen, die bis in die Führungsriege der DDR-Machthaber reichten, gelang es Katsch, die zivile Medizinerausbildung in und für Greifswald zu retten.[68] Nach Abklingen der politischen Folgen des studentischen Boykotts vom 30. März 1955 liefen die Immatrikulationen der Fakultät nach einsemestriger Karenz auch für Zivilstudenten wieder an. Sie bildeten schon bald wieder die Mehrheit der Medizinstudenten. »Im Winter 1955 hatten wir 108 Zivilmediziner«, berichtete Katsch 1956 in einer westdeutschen Medizinerzeitung, um die hochschulpolitischen Interventionen zurechtzurücken, die unter seinen Kollegen in der Bundesrepublik gegen das Greifswalder Universitätsjubiläum aufgrund »unzutreffender Gerüchte« zustandegekommen waren. Mit diesem Versuch erreichte er aber hauptsächlich, daß die DDR-Behörden, die den ganzen Vorgang unter der Decke zu halten suchten, ihm einen Maulkorb verpassen wollten, obwohl Katsch Richtung Westen nur berichtet hatte: »Mit Beginn des diesjährigen Herbstsemesters [1956] werden 65 Zivilisten an der Medizinischen Fakultät neu immatrikuliert, dazu nicht ganz die doppelte Zahl künftiger Militärärzte. Sie erhalten seitens der Universität die gleiche Ausbildung. Es ist sinnlos, zu behaupten, Greifswald habe keine richtige medizinische Fakultät mehr, oder gar, aus ihr sei eine militärärztliche Akademie geworden – ganz abgesehen davon, daß oft aus Militärärzten hervorragende Lehrer der Heilkunde geworden sind, wie z.B. die früheren Greifswalder Professoren Loeffler und Uhlen-

Heft 1, S. 55–61.

68 Vgl. die vor allem durch die Beiträge von Udo Schagen und Dirk Alvermann grundlegende Dokumentation von Heinz-Peter Schmiedebach/Karl-Heinz Spieß (Hg.), Studentisches Aufbegehren in der frühen DDR. Der Widerstand gegen die Umwandlung der Greifswalder Medizinischen Fakultät in eine Militärmedizinische Ausbildungsstätte im Jahr 1955 (Beiträge zur Geschichte der Universität Greifswald, Bd. 2), Stuttgart 2001.

huth.«[69] Jedoch hatte, was Katsch hier aus selbstzensurellen Gründen nicht notieren konnte, die von den Ereignissen 1955 unmittelbar betroffene Medizinstudentengeneration seine Fakultät zwangsweise und nahezu komplett verlassen müssen. Nicht wenige emigrierten über die noch offene Zonengrenze nach Westdeutschland. Damit hatte der Kalte Krieg auf recht traumatische Weise die Greifswalder Universität erreicht. Die auf lange Zeit sich danach verfestigende Teilung Deutschlands schmerzte Katsch sehr. Mit Interesse verfolgte er die westdeutsche Entwicklung mit, was ihm auch durch zahlreiche Kongreßteilnahmen und regelmäßige Ferienaufenthalte in seinem Haus in Hochweiler (Allgäu) möglich war. Den Bau der Mauer noch erleben zu müssen, blieb Gerhardt Katsch durch seinen am 7. März 1961 erfolgten Tod erspart. Seine Freunde und Schüler sowie die Greifswalder Medizinische Fakultät hielten sein Gedächtnis in den Jahrzehnten danach wach.[70]

Je älter Katsch geworden war, desto nachdrücklicher hatte er vor seinen Studenten und Mitarbeitern auf der hippokratischen Regel insistiert: primum nil nocere – vor allem nichts tun, was schaden könnte! Am Maßstab seines im Schutzraum der Privatheit entstandenen Tagebuches zeigt sich, daß er dieses hohe hippokratische Ethos auch in den intimsten Tagesnotizen souverän einzuhalten sich bestrebte. Zeitgeschichtlich stellen seine Notizen eine Quelle besonderer Qualität dar: Katsch hat ausgesprochen präzise und sehr vielseitige Informationen zu Universität, Stadt und damaligem Land festgehalten. Sein Tagebuch gehört in die Reihe bedeutender Zeugnisse aus der zweiten Hälfte der 1940er Jahre, und es ist sehr zu bedauern, daß bisher nur dieser Ausschnitt kontinuierlicher Notizen vorgelegt werden kann.

69 Gerhardt Katsch, Lehrer der Heilkunde 1956 – Ernst-Moritz-Arndt-Universität Greifswald, in: Beilage zu Heft 41 der Münchner Medizinischen Wochenschrift, 1956, Zitat S. 3. Katschs Artikel enthält die Porträts aller 13 Ordinarien der Medizinischen Fakultät 1955/56. Zum Hintergrund des Artikels vgl. Garbe, Staatsmacht (wie Anm. 66).

70 Vgl. Friedrich Müller, Erinnerungen an Gerhardt Katsch anläßlich seines 90. Geburtstages, in: Zeitschrift für die gesamte Innere Medizin, 32. Jg. 1977, S. 669–671; Gerhardt-Katsch-Ehrung 1987 (Greifswalder Universitätsreden NF 51), Greifswald 1988.

TAGEBUCH VON GERHARDT KATSCH

5.10.1946 – 2.7.1947

EDITORISCHE VORBEMERKUNG

Im folgenden ist der Text des Tagebuchs vollständig wiedergegeben. Streichungen wurden, soweit es sich um einfache Korrekturen oder Verbesserungen handelte, nicht berücksichtigt. In einigen wenigen Fällen haben die Herausgeber regulierend in den Text eingegriffen. So wurden offensichtliche orthographische und grammatische Fehler stillschweigend korrigiert, es sei denn sie gaben zeittypische oder stilistische Eigenheiten des Verfassers wieder. Ebenso reguliert wurde die Interpunktion der oft flüchtig entstandenen Aufzeichnungen. Nicht korrigiert wurden die Verschreibungen von Personennamen. Sie sind in den Anmerkungen kommentiert bzw. durch das Personenregister erschlossen. Die Datierung der Einträge wird in vereinheitlichter Form wiedergegeben.

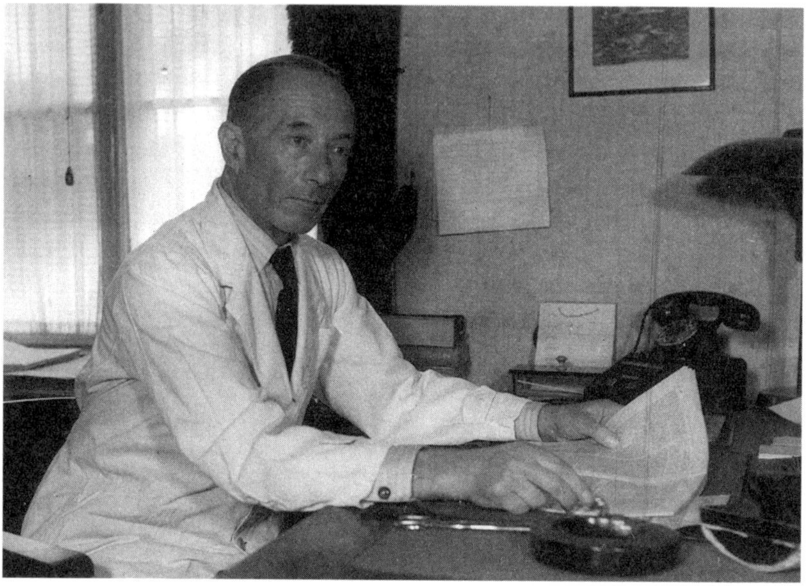

Prof. Gerhardt Katsch 14.5.1887–07.03.1961

Der Rektor ruft die Dekane zu sich, weil Major Jessin[1] von der SMA Karlshorst einiges zu eröffnen habe. Stephan[2], unser Dekan, ist verreist (zum ersten Mal, zu einer kleinen Fachtagung in Jena), als Vertreter fungiert der neuernannte Anatom Lange.[3] Herr Jessin wünschte jedoch, daß für die Med. Fakultät ich an der Besprechung teilnähme. Wie sich zeigte mit besonderem Grund: nach der Besprechung über Neudruck von Lehrbüchern u.s.w. wünschte er mich mit d. Rektor[4] allein zu sprechen. Mamerdow[5] war auch dabei. Herr Jessin erklärte: in Berlin sei das Gerücht verbreitet, ich wolle nach Mainz abwandern. Ich setzte auseinander, daß es sich nur um eine »conférence technique« handele, zu der ich eingeladen sei, um bei Neugründung der Univ. Mainz Berater zu sein für den Aufbau der Med. Fakultät, da ja dort noch gar kein Stamm von Professoren vorhanden sei. Jessin war im ganzen ablehnend diesem Vorhaben gegenüber; gab mir aber anheim, in den Weihnachtsferien nach Mainz zu fahren und einen entsprechenden Antrag über Brugsch[6] an die SMA Karlshorst zu leiten. Anschließend ließ J. sich von mir untersuchen (leichte Herzinsuffizienz). Vor Semesterbeginn ist eine offizielle Reise also nicht durchzusetzen. Der Zwist zwischen den Zaren und das Mißtrauen der Besatzungsmächte untereinander bedingen noch stärkere Einschränkungen der Beweglichkeit. **5.10.46**

Sonntag. Heute packt mich plötzlich eine namenlose Angst um Irmgard.[7] Es ist kaltes nasses Wetter. Im ungeheizten Haus, mit kalten Füßen am Schreibtisch spürt man es arg, zumal ich seit 14 Tagen eine Erkältung nicht los werde. Und nun der Gedanke, daß Irmgard bei diesem Wetter auf der beschwerlichen Reise ist oder sie in diesen Tagen unternehmen wird, in schlechten Zügen, die Nächte hindurch, bei zerschlagenen Fensterscheiben. Dabei die Unwissenheit, wo sie überhaupt ist, wann sie fährt. Die Nachrichtenlosigkeit ist gerade unter so schwierigen Verhältnissen schrecklich. **6.10.**
Abends saß ich eine Stunde bei Felix und Frau[8] in ihrer Wohnung Werderstr. 2, die ganz gemütlich geworden ist.

Der Minister und General Prof. Solotuchin[9] war zum ersten Mal (seit Lohmeyers Zeit)[10] in Greifswald. Besprechung mit Rektor und **7.10.**

Dekanen. Für die Med. Fakultät wurde wiederum ich gewünscht. Besetzungsfragen wurden erörtert und viel über »Demokratie« in sehr allgemeinen Redensarten gesprochen. S. ist ein kluger sympathisch wirkender Mann, durchaus europäisch wirkend. Er schenkte mir ein gewisses Interesse – ohne die Frage mit Mainz zu berühren, war wohlwollend zu meinen Wünschen, auch betreffend die Rehabilitierung von Gülzow.[11] Hermann[12] verwandte sich für Lohmeyer, bat um Beschleunigung des Verfahrens. Jede Einflußnahme darauf wurde jedoch abgelehnt.

8.10. Garz. Im Auto des Oberbürgermeisters, der soeben zum Honorarprofessor in der neuen Pädagogischen Fakultät ernannt ist.[13] Das Auto fuhr nach Garz, um Frau Mohnike[14] zu holen, damit diese morgen an der Einweihungsfeier der neuen Fakultät teilnehmen könne.

9.10. Akademischer Festakt zur Einweihung der Pädagogischen Fakultät. Viel lange Reden. Unsere Demokratie ist zum Unterschied von anderen eine »Volks«-Demokratie. Eine Reihe von Schulmeistern mißt sich ein Riesenverdienst an der Eröffnung dieser Fakultät bei, während diese Eröffnung doch ganz einfach auf Befehl der sowjetischen Administration erfolgt.[15] Der »wissenschaftliche« Charakter der Fakultät wird emphatisch verkündet, statt daß man ihn einfach durch einige Beispiele belegt – was wohl denkbar wäre.
Beim Aufmarsch der Fakultäten hatte die Pädagogische den ersten Platz, was entschieden geschickt vom Rektor eingerichtet war (wenn es nicht verlangt wurde?). An dem Festessen nahmen die Professoren der anderen Fakultäten nicht teil, auch auf Wunsch des Rektors, weil in dieser Woche die Lebensmittelzuteilungen für die allgemeine Bevölkerung sehr schlecht sind und solche Festessen begreiflicherweise böses Blut machen.

10.10. Der neue Stadtkommandant Oberstleutnant Jakowlew[16] konsultiert mich. Er ist geradezu unheimlich dick, wodurch sein Leiden arg verschlimmert wird. Immer wieder begegnen mir Fälle von russ. Offizieren, denen es gesundheitlich gut ging, solange sie – in der Fronttruppe eingereiht – alle Strapazen und Entbehrungen des Kriegs mitmachten und denen es nun schlecht geht nach dem Übergang zum Wohlleben und einem Dasein, das sich teils im Büro, teils im Auto abspielt. Für die allgemeine Lebenshygiene eine lehrreiche Großerfahrung.

Frau Petershagen[17] besucht mich und berichtet, daß Wurmbach[18] schon im Januar gestorben ist. Er wurde einem Genesungslager überwiesen, das sehr schön in einem Walde liegen soll. Bei der Übersiedlung herrschte unglücklicherweise strenge Kälte, so daß sich auf der Wagenfahrt von angeblich 25 km mehrere Männer Erfrierungen zuzogen. Wurmbach sei dann wenige Tage nach der Ankunft unter hohem Fieber verstorben. **11.10.**
Heut versagt einmal wieder das elektrische Licht – was jetzt seit Monaten nicht vorkam, so daß ich diese Eintragung beim Schein meiner vorletzten Kerze mache. Man sieht nicht eben froh dem neuen Winter entgegen. Noch habe ich unser Holz nicht herbeischaffen können. Ich kaufte im Mai einen guten Vorrat – 6 Rm[19] Eichenkloben – im Walde von Steffenshagen. Aber bis heute gelang es mir nicht, ein Fuhrwerk zu bekommen, das sie heranschafft. Der Viehhändler Conrad, der den Transport übernahm und mir hoch und heilig schwor, für mich als Erretter der Stadt das Winterholz zu beschaffen, vertröstet mich von Woche zu Woche. Stets hat er vordringliche Aufträge »für die Rote Armee«, wie es summarisch heißt. Herr Pschenitzin[20] versprach mir neulich Kohlen – aber auch diese kamen noch nicht.

Der Rektor der »Johannes Gutenberg Universität« in Mainz, Prof. Schmid,[21] schickt mir durch Kurier einen Ruf auf den dort zu schaffenden Lehrstuhl für Innere Medizin. Wohnung sei bereits vorbereitet. Alles übrige werde sich zu meiner Zufriedenheit regeln lassen. Was nun? Ganz ungeprüft eine solche Möglichkeit ablehnen? Das scheint mir im Grunde falsch. Ich müßte hinfahren und die ganze Lage in Mainz kennen lernen. Ob man mich zu solchem kurzen Besuch hier frei läßt? Wenn nur Irmgard von der Reise zurück wäre. Ihre gleichzeitige Abwesenheit erhöht den Verdacht, ich könnte von einem solchen Besuch einfach nicht wiederkommen oder die Franzosen könnten »mich stehlen«. **12.10.**

13.10. Sonntag. Ich besuchte auf Einladung mit meinem Dolmetscher Freimann[22] den neuen Kommandanten der Stadt Oberstleutnant Jakowlew, der seit kurzem in der Jahnschen Villa wohnt und neulich in meiner Sprechstunde war – mit Dr. Lomtiv,[23] seinem Arzt. Er lebt hier mit seiner Frau und seinem einzigen Sohn, der den ganzen Krieg über und schon vorher sein Chauffeur war und ist. Jakowlew ist Berufsoffizier und hatte vor dem Krieg interessante Kommandos in Sibirien, Kamtschatka, auf Sachalin, soweit ich verstand auch am Schwarzen Meer. Vater und Sohn erzählen viel von Jagden, von dem unerhörten Wildreichtum auf Sachalin, wo sie ihre Hunde (auch Schlittenhunde) mit geschossenen Enten fütterten. Die Familie macht einen durchaus kultivierten Eindruck. Das Haus wirkt sauber und gepflegt. Der gut besetzte Tisch war nett angerichtet. Der korpulente Kommandant hatte ein nicht aufdringliches juchtenartiges Parfüm. Wir unterhielten uns lebhaft und natürlich, wobei Freimann gut vermittelte. Man fragte etwas zögernd und vorsichtig, ob ich mit der Verurteilung der Naziführer in Nürnberg einverstanden sei und war zufrieden, als ich äußerte, sie hätten verdient nicht einmal, sondern zehnmal gehängt zu werden. Wie die meisten Russen erzählte auch J. viel von der bevorzugten Behandlung, die die Professoren in Sowjetrußland genössen. Neu war mir, daß es in Moskau Warenhäuser gibt, in denen ausschließlich Professoren und bevorzugte Vertreter der Intelligenz einzukaufen berechtigt sind. In diesen Warenhäusern gibt es Dinge, z.B. gute Stoffe und Importwaren, die für andere Sowjetbürger nicht erreichbar sind. Wie üblich wurde viel Likör in Weingläsern angeboten – sehr süß mit einem synthetischen Aroma (hiesiges jetziges Fabrikat), der mir nicht eben gut bekam. Eine Abendeinladung zu Frau Petershagen sagte ich deshalb ab. Irene K., die gestern Abend ankam, um sich den Rest ihrer ausgelagerten Dinge zu holen, ging allein zu Frau P. – und unterhielt sich gut mit ihr und einer anderen Dame (wohl Frau v. Schimanski, die gerade hier ist?).

14.10. Semesterbeginn. Etwas weniger Hörer als im Sommer. In der Zahnklinik.

Seit Sonntag halten sich Dr. Pelling (Misdroy) und Frau in Greifswald auf. Sie besuchten mich heut Abend und teilten einen Steckrübeneintopf mit mir. Ausserdem konnte ich sie mit 2 Flaschen Bier bewirten, was für sie ein seit Monaten unerreichbares Getränk darstellte. Der Absprung aus dem polnisch besetzten Gebiet ist ihnen gut und noch kurz vor der zu erwartenden Ausweisung gelungen. Sie haben mit Hilfe ihres pfiffigen Sohnes Claus allerlei Habseligkeiten schon vorher über die Oder geschafft, sind aber selbst jetzt auf deutschem Gebiet gleich nach ihrer Ankunft von Deutschen gründlich bestohlen worden, haben vor allem ihre gesamte Garderobe eingebüßt. Von den Zuständen unter polnischem Regime erzählen sie Schreckliches. Die zuwandernden Polen können oder wollen zum großen Teil das Land nicht bestellen, wollen auch gar nicht arbeiten, nichtsdestoweniger aber gut leben, woraus sich denn ziemlich wilde Verhältnisse ergeben. Das Land aber bleibt zum großen Teil unbestellt. Zusammengeraubte Möbel werden nach England verkauft und von dort z.T. Lebensmittel bezogen. **15.10.**

Der Kurator Wohlgemut[24] bat die Mehrzahl der Professoren abends ins Kuratorium zu einer Unterhaltung mit dem Leiter der »Parteihochschule« der SED (in Liebenwalde bei Berlin), Herrn Keller.[25] Es ist derselbe Herr Keller, der im Mai 45 hier auftauchte und 3 Parteien ins Leben rief, derselbe den Lohmeyer etwas eilig zum Professor machte. Nach dieser Ernennung entschwand er aus unserem Gesichtskreis und taucht nun in seiner neuen Funktion auf. Keller ist ein Pseudonym, den er in der Zeit der »Untergrundbewegung« angenommen hat; er will sich jetzt wieder mit seinem angeborenen Namen Kropp nennen. **17.10.**

Erste Sitzung des offiziell neu konstituierten Senats (mit landwirtschaftlichem und pädagogischem Dekan – Prof. Struck).[26] **18.10.**
Irmgard kommt endlich von der Reise zurück, telegrafierte schon von Schwerin aus. Da ich in die Senatssitzung gehen mußte, holte Frl. Anna sie ab, allerdings nicht ohne Frau Liedtke mitzunehmen, da sie im Dunkeln nicht bis zum Bahnhof zu gehen wagte. Irmgard ist ganz allein ohne Führer bei Salzwedel über die grüne Grenze ge-

gangen, nachdem sie dort die 89jährige Tante Emma (Bobner-Rolffs) besucht hatte. Trotz der Reisestrapazen hat sie sich in Hochweiler[27] bei schönem Wetter und guter Verpflegung sichtlich erholt

19.10. – und sogar 3 Pfund zugenommen. Es gibt unendlich viel zu berichten, im ganzen über unser Anwesen im Allgäu nur Erfreuliches. Hanna[28] hat alles treu und umsichtig gehütet.

20.10. Consilium in Lubmin bei Frau Dr. Süffert.[29] Ich bekomme dazu ein klappriges Mietsauto. Irmgard fährt mit und wir machen nach dem Krankenbesuch bei sehr schönem Herbstwetter einen Spaziergang an der Küste entlang – ohne irgend einem anderen Spaziergänger zu begegnen. Irgendwo – auch gegen Reisemarken – einen Teller Suppe oder nur ein Stück Brot zu bekommen, war nicht möglich. Heute Landtagswahlen in der sowjetischen Zone und Abgeordnetenwahlen in Berlin.

22.10. Vortrag in Wismar über Moderne Diabetestherapie – veranlasst durch neuerlich verschärfte Insulinnot und dadurch, daß in unserem Ländchen noch immer keine Ernährungszulagen an Diabetiker gewährt werden. Der Leiter des Gesundheitsamtes Dr. Peters hatte mich einquartiert im Nordischen Hof bei Reckling. Der Vortrag fand im Rathaus statt in einem Raum, der mit großen Rubens-Copien geschmückt war. Nachmittags hatte ich Zeit zu einem ausgiebigen Spaziergang durch die Stadt, die – leider – ganz kurz vor Kriegsende noch schrecklich durch Luftminen gelitten hat. Zwar ist der Marktplatz fast unversehrt, ebenso die Nicolaikirche. Aber die Georgen- und Marienkirche sind ganz ausgebrannt und Ruinen. Auch von den schönen Profanbauten blieben z.T. nur Reste der Fassaden. Der schöne Renaissanceplatz »Fürstenhof« steht. In den Straßen sieht man eifrige Wiederherstellungsarbeiten, denn in der ganzen Innenstadt hat der Luftdruck der krepierenden Luftminen viel angerichtet.

23.10. Morgens bekam ich ein Auto (für Krankentransport) nach Schwerin und fuhr die schöne Strecke bei herrlichem Herbstwetter. Die Buchenwälder stehen im herbstgoldenen Laub und erschienen auf die-

ser Strecke nicht so durch rücksichtslosen Einschlag verwüstet, wie man es jetzt fast überall sieht.
Ich sprach beim Landespräsidium vor und teilte meine Berufung nach Mainz mit. Vize-Präsident Grünberg[30] war sehr liebenswürdig und bemüht, mich zu halten, sagte auch zu, sich für Entwickelung des Diabetikerheims zu interessieren. Dr. Müller[31] dagegen war etwas verschnupft, weil meinetwegen der Rektor direkt den Vizepräsidenten angerufen und mich bei ihm angemeldet hatte, wodurch er als Hochschulreferent sich übergangen fühlte. Zum Schluss, nach meinem Empfang beim Präsidenten war er versöhnlicher und unterhielt mich von – seinem Analekzem.
Rückreise per Bahn in fürchterlichem Gedränge mit 1 ½ Std. Verspätung.

Aufregung in der Universität, weil seit gestern Prof. Schmidt[32] – **24.10.** der Atomphysiker – unter militärischer Bewachung steht. Die Aufregung löst sich, als der Rektor erfährt und schnell verbreitet, daß Schmidt nach Moskau zu Forschungsarbeit eingeladen ist. Er darf seine Familie und beliebigen Hausrat mitnehmen und erhält einen persönlichen Extrazug nach Moskau.

Nach Berlin. Einquartierung durch die Zentralverwaltung Gesund- **25.10.** heitswesen in einer kleinen Pension in der Eisenacherstr. 2. Es ist sehr kalt, das Haus ungeheizt, der Ostwind braust durch die zerbrochenen Fenster. In meinem Zimmer sind die Fensterscheiben notdürftig durch Wellpappe ersetzt. Wegen der Kälte brauche ich lange Zeit zum Einschlafen.

Lange Unterhaltung mit Brugsch, der sehr diplomatisch geworden **26.10.** ist. Er hält eine Reise nach Mainz z.Zt. für unmöglich, will mir nicht dazu helfen. Der Berliner Lehrstuhl wird Assmann[33] angeboten. Anderseits ließ er durchblicken, daß er mich als seinen Nachfolger wünsche und zeigte mir daraufhin die guten Laboratorien seiner Klinik. Ob das ernst gemeint ist? – Mit einem kl. Ausweis von Brugsch bekam ich gute Verpflegungsmöglichkeit in dem neu eröffneten »Club der Kulturschaffenden«, der im wiederhergestellten Hause des früheren Herrenklubs in der Jägerstr. 3 sich findet. Die

Regie hat der frühere Manager des Hôtel Bristol. Es gab ein gepflegtes Essen, wie man es nicht mehr kennt, sogar eine wirklich gute Nachspeise – Savarin an Rhum mit Krokantkrême. – Die Kritik ist schnell bei der Hand: ein Chauffeur vor dem Haus nannte diesen Club kurz »Fressklub«. Abends besuchte ich noch Herrn Hötzendorfer (Frau Edith[34] war in ihrer Christengemeinschaft). Er wirkt mehr und mehr philiströs. Hauptbeschäftigung scheinbar seine Pfeife und das Hausmacher-Fermentieren vom Tabak.

27.10. Virchow-Gedächtnisfeier (anläßlich des 125ten Geburtstages). V. wird als »Genie« gefeiert in seiner Doppelrolle als großer Mediziner und Demokrat. Eins seiner Worte: »Politik ist angewandte Anthropologie.« Der Festsaal im Gebäude der Zentralverwaltungen – dem ehemaligen Luftfahrtministerium in der Leipziger Strasse, das hergerichtet wurde – ist sehr geschmackvoll, ganz aus braunem natur-gemasertem Holz mit schönen Beleuchtungsampeln.
Nachmittags »Empfang« und Essen im »Fressclub«. Ich saß zwischen Dr. Geyse, dem neuen Direktor des Hygiene-Museums in Dresden und Dr. Pietruschka[35] dem stellvertretenden Leiter des Gesundheitswesens in Schwerin, der kürzlich ernannt ist, einem jungen Collegen, der auf dem Wege über die Gefangenschaft in Stalingrad zum Politiker wurde.
Abends noch eine Stunde bei Hötzendorfers.

28.10. Spaziergang durch Berlin mit Besuch des Springer-Verlages, der in seiner Ruine anfängt gegen unsägliche Hemmungen zu arbeiten. Ein Versand von wissenschaftlichen Veröffentlichungen nach dem Ausland (an Burchard)[36] ist auch aus den Westzonen noch nicht möglich.
Rückreise im zugigen Abteil von 16–22 Uhr.

29.10. Absagebrief an den Rektor in Mainz. Im Zuge hörte ich gestern, daß der Kommandant von Prenzlau die Stadt bestrafte, indem er für 3 Stunden Plündern und Vergewaltigung von Frauen gestattete. Einige Prenzlauer hatten nachts russische Soldaten verprügelt. Es geht z. Zt. wieder ziemlich kriegsmäßig zu.

Der Abtransport von Facharbeitern, Technikern und Professoren in die Sowjetunion wird als eine Folge der Berliner Wahlen aufgefaßt, in denen die SED eine Niederlage erlitt und die alte (in Berlin zugelassene) SPD als stärkste Partei hervorging.

Der Werkmeister der Autowerkstatt Hyberg ist vor einigen Tagen direkt bei meiner Klinik abends ganz ausgezogen worden. Man ließ ihm nur Hut und Hemd. Es gibt wieder viel mehr Überfälle. Das häufige Versagen des Lichtstroms begünstigt sie. **30.10.**
Gestern abend erschien plötzlich Ernst Böttiger, fuhr heute morgen wieder ab. Er arbeitet als Bauarbeiter.

Christoph Sasse erscheint plötzlich, um noch Sachen von sich zu holen. Er ist groß und stark geworden, bringt mir in Übersetzung einen sehr interessanten Artikel des News Chronicle mit, den ich in Abschrift beifüge.[37] **31.10.**
Karlshorst ruft heut telefonisch beim Inspektor Mamerdow an, ob ich hier richtig eingetroffen sei. So werde ich überwacht.

Zur Sprechstunde kamen heut keine auswärtigen Patienten, auch die angemeldeten nicht, weil der Russe plötzlich alle Omnibusse der erst kürzlich eingerichteten Linien beschlagnahmt hat – ebenso alle Dampfer. **1.11.**
Regierungsdirektor Dr. Müller konsultiert mich – und beschäftigt im übrigen den ganzen Tag den Rektor, der ganz nervös wird. Müller fragt mich, ob ich Mainz auch abgesagt hätte, wenn ich schon Kenntnis gehabt hätte von den Verschickungen von Technikern und Professoren. Er berichtet, daß in Rostock wegen »Verpflichtung« eines Professors sogar der Rektor Rienäcker[38] (Mitglied der SED) und der Dekan mit Maschinenpistolen bedroht wurden.
Christoph reist morgen früh wieder ab.

Freimanns waren zum einfachen Abendessen bei uns, es gab eine Currysuppe (alter Bestand, aus Griechenland stammend) und Einweckfleisch von der Pschenitzinspende. **2.11.**

3.11. Sonntag. Seeligers[39] tranken bei uns Kaffee, er fährt morgen nach Berlin als Mitglied des Gelehrtenrats.

6.11. Heut wurden endlich die Diebstähle aufgeklärt, die seit einigen Monaten in meiner Klinik (in Küche, Tierstall u.s.w.) stattfanden: ein Polizeiwachtmeister (!) war der Anführer der Bande und einer unserer Hofarbeiter der Ortskundige.
Dr. Quandt aus Neubrandenburg führt mir zum Consilium die Bürgermeistersfrau von dort zu (mit der seltenen Combination: Mitralstenose bei sehr hohem Blutdruck). Ein krasses Gegenbeispiel gegen den Füllungshochdruck. Kompensiert, aber doch sehr leistungsschwach und zu Schwindel geneigt. Die neue Bürgermeistersfrau findet mich »zu billig«. Dazu erzählt Dr. Q., in welchem Maße der dortige Landrat sich schnell bereichert hat. Auch war ein Verwandter von diesem (bei der Polizei) in der Lage, eine Geldstrafe von 25000 M sofort zu bezahlen, so daß er der ihm zugedachten Haft entging.

7.11. 29ter Jahrestag der russ. Oktoberrevolution, größter nationaler Feiertag der Sowjets. Auf Vorschlag von Herrn Freymann, der ja die russ. Sitten etwas kennt, machte ich Besuch bei Kapitan Böttcher[40] – was anscheinend freundlich aufgenommen wurde. Frau Böttcher bewirtete mich in gastfreier Art. Der Kapitan beschäftigte sich mit einem schönen neuen Schachspiel mit Elfenbeinfiguren, das er geschenkt bekam. Ich sprach von Mainz. Böttcher fragte mich, ob ich einem Besuch in der Sowjetunion abgeneigt sei; ich erwiderte, dass ein Besuch mich durchaus interessieren würde.

13.11. Irmgard u. ich feierten Burchards Geburtstag ganz im Stillen dadurch, dass ich mich für den Nachmittag frei gemacht hatte. Wir tranken eine Tasse echten Kaffees, von den Bohnen die Irmgard aus Hamburg mitgebracht hat. Dazu gab es sogar einen Krümelkuchen. Abends waren wir im (zwar ungeheizten) Stadttheater. Es wurde ein nicht uninteressantes Stück von dem Russen Afenigow[41] gegeben: Maschenka. Großvater und Enkelin, die beiden Hauptrollen, waren gut interpretiert.

Lutherfeier der Universität. Prof. Hermann hielt eine würdige, gut **14.11.**
stilisierte, aber nicht sehr wirkungsvolle Festrede – eine Apotheose der »sola fides«, wofür mir das Verständnis fehlt.
20 Minuten vor Beginn der Feier (ich war im Aufbrechen von der Klinik aus) rief Major Kirchow an, der Kreiskommandant wünsche eine sofortige Röntgenuntersuchung meinerseits. Ich bat höflich, diese bis 1 Uhr zu verschieben, wegen der Lutherfeier. K. schien damit einverstanden – xaRoшo[42]. Als ich von 1 Uhr bis 2 Uhr gewartet hatte, erfuhr ich durch Zufall, daß der Kommandant sich inzwischen in der chirurgischen Klinik hatte durchleuchten lassen.

Burchard begründet in einem Brief, warum er nicht die mexikani- **19.11.**
sche Staatsangehörigkeit erwerben will. Er hat zu deutlich erlebt, daß Menschen, die – meist aus Conjunkturgründen – die Staatsangehörigkeit wechseln, geringer geachtet werden und in Krisenzeiten in doppelter Richtung verdächtig sind. Im übrigen strebt er letzten Endes nach »Europa« zurück.

Bußtag. Feiertag auch unter sowjetischer Administration! Schönes **20.11.**
Konzert in der ungeheizten Nikolaikirche. Bei Nordwind!
Heute beginnen die Beratungen des Aussenministerrates über Deutschland.
Die SED veröffentlicht einen fertigen Verfassungsentwurf für das ganze ungeteilte Deutschland.

Mit Irmgard in Berlin: ein Freund von Herrn Alrap will mir ein **23.–24.11.**
Auto verschaffen. Wir haben nun einen kleinen gebrauchten Opel in Aussicht. Am Sonnabend Abend waren wir kurz bei Mathis, denen in der vorangegangenen Nacht durch einen Einbruchdiebstahl von dem wenigen, was sie aus Danzig gerettet haben, wichtige Kleidungsstücke abhanden kamen. Sie trugen es mit erstaunlicher Würde, so wie ihre Existenz (zu viert) in einem winzigen Zimmer mit eingebauter Kochstelle. Sonntag trafen wir in Wannsee nur die Kinder (5) von Fritz v. Bergmann.[43] Wie beengt wohnen auch sie in ihrem Holzhäuschen. Wir wohnten auf steinharten Matratzen im Sachsenhof.

30.11. Gestern war in meinem Auftrag Schult[44] in Schwerin, um 500000 E[inheiten] Insulin aus einer amerikanischen Spende für das Diabetikerheim abzuholen. Auf der Heimreise wurde der Zug bei Wismar von einer Bande in der Uniform russischer Soldaten überfallen. Es wurden in großem Umfang Koffer geraubt. Darunter leider auch der kostbare Koffer, der das Insulin enthielt.
Unser »lieber Nachbar« ist gestern abgereist. Seine Truppe wohl schon vorher.
Frau Dr. Sack aus Schönberg, die zum Besuch ihres Sohnes hier ist, besuchte uns. Sie behauptete, in ihrer Gegend sei der russische Zonengrenzschutz durch deutsche Polizei ersetzt worden (?).

1.12. Sonntag. Irmgard holte ein paar Winterbirnen per Rad von Frau Wendorff. Ich begleitete sie – besonders da in diesen Tagen es überall so unsicher ist. Ich besuchte, während Irmgard bei Frau W. war, Frau Engel.[45] Mir war berichtet, sie habe vor einigen Tagen heftige Herzschmerzen gehabt. Die waren inzwischen vergangen. Aber sie hat großen Kummer: der Bürgermeister Rau[46] hat ein kurzes Schreiben geschickt: das Vermögen von Prof. Engel sei der Sequestrierung verfallen. Die Form ist beachtlich. Denn Engel war immerhin an der Rettung der Stadt beteiligt, hat dafür sein Leben riskiert. Damals war freilich der Bürgermeister Rau noch nicht in Greifswald, wo er ja auch nicht geboren ist und früher nicht gewohnt hat. Sollten nicht Bürgermeister eine wirkliche Heimatsbeziehung zu der Stadt haben, die sie verwalten? – Als wir gingen, kam Prof. Glawe,[47] er berichtete erregt, gestern sei der Forstmeister v. Treskow verhaftet wegen Nichterfüllung seines landwirtschaftlichen Solls. Glawe war im Westen und schildert die Zustände in Heidelberg als sehr ungünstig.

3.12. Oberst Smirnow[48] u. seine Frau plötzlich unangemeldet in meiner Sprechstunde. Der mächtige Kreiskommandant von 36 Jahren. Seine Frau hat während des Krieges im Pamirhochland, angeblich in 5000 m Höhe schwer gearbeitet. Seit sie in Greifswald ist, kam erst die übermäßige Gewichtszunahme.
Abends wird das »Haus der Kultur« vom Kulturbund eingeweiht – es ist das Greifenhaus, das der Universität gehörte und das sie unter ihrer jetzigen schwachen Führung dem Kulturbund »abtritt«.

Zur Einrichtung hat der Kurator teilweise die von mir vor der Plünderung geretteten schönen alten Möbel des Freiherrn v. Langen aus Schloß Griebenow gestiftet.
Zur Einweihungsfeier wurde ich von dem Vorsitzenden des Kulturbundes, dem Schulrektor Fritze[49] nicht eingeladen. Dagegen Herr Felix, der aber absagte. Es soll ein gutes Essen und viel Schnaps geben.

Wie ich heut durch die Frau des Dolmetschers Grevenjuk erfahre, ist Kapitan Böttcher nach Schwerin versetzt. Es sind bei der Besatzung doch große Veränderungen vorgegangen in den letzten Tagen. Das Nitzelnadelsche Haus ist verlassen und ganz leer, auch das frühere Haus des Oberbürgermeisters Rickels,[50] in dem bisher G.P.U.[51] wohnte. Anderseits werden neue Häuser von der Truppe beschlagnahmt, so das, in dem Herr Wendorf wohnt, so daß er zwischen 14 und 18 Uhr schnellstens einige seiner wertvollen Möbel zu verkaufen sucht. Irmgard, die er anrief, verwies ihn an Prof. Felix. **4.12.**
Gestern ist der alte Dekkert an Inanition[52] gestorben. Für solche alten Menschen ist der Tod eine Erlösung.

Viele Verkehrszüge fallen plötzlich aus. Ein Grund wird nicht angegeben. Er liegt wohl in großen Truppenverschiebungen. In Greifswald tauchen bereits die Vorkommandos der neuen Truppenbelegung auf. **5.12.**
In der Gegend von Stralsund treibt seit einiger Zeit eine aus internationalem Gesindel gebildete Räuberbande ihr Unwesen, die eine große Zahl von Menschen schon auf offener Straße angefallen, beraubt, ausgezogen und zum Teil totgeschlagen hat. Die jahreszeitliche Dunkelheit und die infolge der Stromeinschränkung mangelhafte Beleuchtung begünstigt dieses Treiben.
Byrnes[53] hat in New York erklärt, in der kommenden Woche würden »wahrscheinlich« nun doch erste Erörterungen über die Deutschlandfrage zwischen den 4 Aussenministern stattfinden.

Ab heute ist jeder »Reisezugverkehr« in unserm Lande gesperrt. Es gibt nur noch Güterzüge. Gründe werden nicht genannt. Man vermutet Truppenverschiebungen. Oder Abreise von Divisionen? Nach einem in New York getroffenen Übereinkommen der Vereinten **7.12.**

Nationen sollen die Großmächte einander die Stärken ihrer nicht in der Heimat befindlichen Kontingente mitteilen. Stichtag soll der 15. Dezember sein.
Die »Vereinten Nationen« bzw. die »Großen Vier« in New York sind letzthin zu positiver Arbeit gekommen. Durch allerlei Kompromisse hat man sich endlich über die wesentlichen Punkte betreffend die Friedensverträge der »Vasallenstaaten« Deutschlands geeinigt, auch über das Donaustatut. Daher werden diese Friedensverträge demnächst zustande kommen.
Infolgedessen und darüber hinaus stehen nun endlich erste Erörterungen über Deutschland unter den Großen Vier (Stalin, Byrnes, Bevin und Frankreich) bevor.
Ein ungünstiges Symptom für die erhoffte Erhaltung der deutschen Einheit ist der soeben erfolgte wirtschaftliche Zusammenschluss zwischen der engl. und der amerikan. Zone Deutschlands mit dem Ziel, diese Zweizonengemeinschaft »für sich« lebensfähig zu gestalten. Dieses Ziel soll bis 1949 erreicht sein.

8.12. Abends Prof. Struck und Frau – der Dekan der »pädagogischen« Fakultät bei uns. Geborener Berliner. War Volksschullehrer, hat dann nachträglich studiert und sich schon früh dem Plan einer akademischen Bildung der Volksschullehrer gewidmet, z.B. in Hamburg, von wo seine Frau stammt. Str. wohnen einstweilen in einem kleinen Nordzimmer bei Frau Petershagen. Doch ist ihnen eine größere Wohnung versprochen.

9.12. Sonntag. Nachmittags Prof. Stolte[54] mit Frau zu einer Tasse Tee bei uns. Stolte war Kinderkliniker in Breslau, hat dann eine Allgemeinpraxis in Treptow an der Tollense betrieben und ist nun für den abgesetzten Peiper[55] hierher berufen. Die Bestätigung aus Schwerin läßt anderseits auf sich warten.
Morgens bei meiner Sonntagsvisite Unterhaltung mit dem Direktor der Jarmener Zuckerfabrik über Zonenpässe – er ist der erste Besitzer eines Interzonenpasses, der mir begegnet. Dann Besuch bei Sepke,[56] der sich sehr langsam von seiner Depression erholt.

Heute sollten die Studenten zum ersten Mal ihren Ausschuss, der bisher vom Kurator ernannt war, selbst wählen. Die Wahl kam nicht zustande wegen allgemeiner Desinteressiertheit der Studenten. Es ist nicht ausgeschlossen, daß dieser Mangel an demokratischer Entwickelung in der Studentenschaft seitens der Schweriner Stellen den Professoren zur Last gelegt wird. – Den Studenten geht es ja schlecht. Sie haben zum größten Teil ungeheizte Quartiere. Ihre Verpflegung ist schlecht und zu knapp. Nachmittags bis abends 22 h haben die meisten wegen der Stromsperre kein Licht in ihren Quartieren. So haben sich denn viele angewöhnt von 16 Uhr bis 22 Uhr zu schlafen, um dann die ersten Nachtstunden zum Lesen und zum Studieren zu verwenden. Wird nun eine Versammlung, die der Wahlvorbereitung dient auf 20 Uhr angesetzt – so erscheinen sie nicht. Neben diesen äußeren Gründen sitzt aber die Ablehnung gegenüber politischer Betätigung doch tiefer und resultiert aus der Enttäuschung und Skepsis einer Jugend, deren Idealismus und Opferbereitschaft mißbraucht wurde. 11.12.
Im Januar sollen auch erstmalig Rektorwahlen sein. Seeliger, der so ungern Rektor wurde (am 15.II.46 durch Verfügung der Schweriner Regierung), legt nunmehr Wert darauf, gewählt zu werden. Es spricht auch vieles dafür, auch wenn oder weil er ein schwacher Rektor ist, der fast alle Macht dem Kurator abtritt und ein Universitätsgebäude nach dem andern verschenkt oder sich entreißen läßt.
Abends von 18 Uhr bis 23 Uhr endlose, schlecht geleitete Fakultätssitzung. In wieviel Fragen wird auf der Stelle getreten, ganz besonders in der Entnazifizierungsfrage.

In New York hat man sich geeinigt, daß die endlos verschobenen Friedensverhandlungen über Deutschland am 10. März in Moskau beginnen sollen – fast 2 Jahre nach dem Ende des Krieges. 12.12.
Heute war Eröffnungsfeier der landwirtschaftlichen Fakultät – auf eine besondere, bisher akademisch nicht übliche Art. Die anderen Fakultäten nahmen nicht teil. Vormittags fanden Vorträge einiger Mitglieder der neuen Fakultät in der Aula statt. Sie waren öffentlich. Nachmittags begab sich die Fakultät – vermutlich mit einigen Gästen – in die Mensa zu einem Festessen, das dann abends in einen

Ball ausklang (!). Schnaps und Tanzen spielen eine umso größere Rolle, je weniger hoffnungsvoll die Lage ist. Die Studenten mußten auf ihr Abendessen in der Mensa verzichten.
In meinem Hörsaal gab es von 11 bis 13 Uhr eine Arbeitstagung für sämtliche Ärzte vom Stadt- und Landkreis Greifswald. Der Stadtkommandant hatte sie befohlen und sein Erscheinen in Aussicht gestellt. Er wünschte, daß der Typhus »liquidiert« werde. An seiner Stelle erschien ein 23jähriger Major und der Arzt seines Stabes Kapitan Lomtiv. Ich setzte in meinem Vortrag auseinander, daß im vorigen Jahr die Fleckfieberepidemie nach kurzem heftigem Aufflammen durch tatkräftige ärztliche Arbeit schnell »liquidiert« worden sei, daß aber ein gleiches für den Bauchtyphus wegen des ganz anderen Charakters der Seuche und der vielen aus der vorjährigen Epidemie verbliebenen Bazillenausscheider (bekannt sind mehr als 3000) nicht erreicht werden könne – solange es kein Verfahren gibt, die Bazillenausscheider zu reinigen. Trotzdem blieb man dabei und verlangte für den Bauchtyphus einen ähnlichen Erfolg wie für das Fleckfieber. Immerhin wurden diesmal keine Geldstrafen verhängt.
Der Landesapotheker aus Schwerin rief mich an und teilte mit: ein Teil des neulich in der Bahn geraubten Insulins sei auf dem schwarzen Markt erschienen und beschlagnahmt worden, ich solle es abholen lassen.

14.12. Eine Kommission von Russen ist hier, die listenmäßig »Spezialisten« überprüft, offenbar in der Absicht, eine Anzahl nach der UdSSR »einzuladen«. Besonderes Interesse gilt den Physikern und Chemikern. Doch ist nicht ausgeschlossen, daß auch Mediziner an die Reihe kommen. Seeliger ist hinzugezogen und befragt worden und offensichtlich beunruhigt durch diese Angelegenheit. Er hatte uns abends zu einem Glas Likör eingeladen, um sein Herz in dieser Hinsicht zu erleichtern. – Während wir bei Seeligers waren, rief unsere Anna von der Wohnung an, es sei soeben überraschend Herr Kühns von Bernau mit dem kleinen 5jährigen Sohn von Trix[57] aus Langenfelde eingetroffen, sie bereite für beide eine Notunterkunft. Nach unsrer Heimkehr erfuhren wir von Herrn v. B. (einem Freund von Harald Kügelgen,[58] 1917 geboren), er sei zu einem kurzen Besuch in Langenfelde gewesen, als sich dort aufregende Dinge ereigneten. Ein neuer Bürgermeister habe Anstoß daran ge-

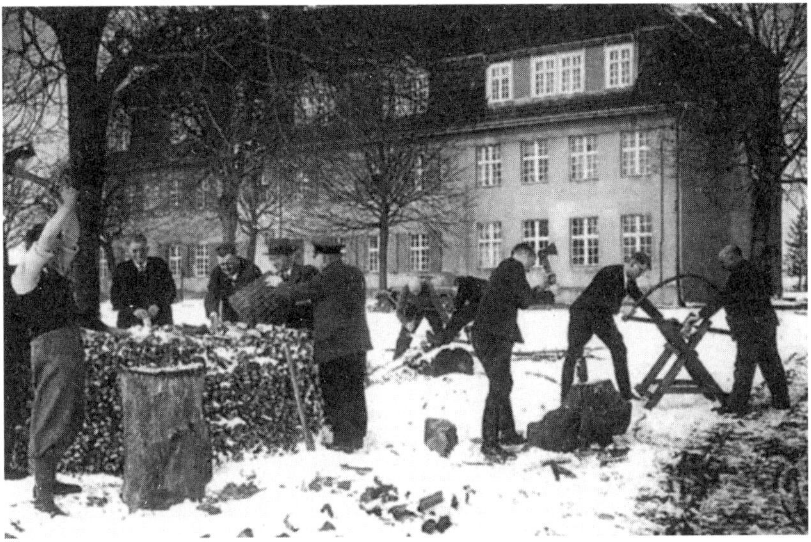

Patienten vor dem Diabetikerheim Garz bei der Arbeitstherapie, ca. 1936

nommen, daß Frau v. Hagenow als Witwe des ehemaligen Besitzers von Langenfelde sich noch immer dort aufhalte, was ja gegen die Durchführungsgebräuche der Bodenreform ist. Er habe Frau v. H. zur Flucht genötigt und wolle nun auch Beatrice als deren Verwandte dort gewaltsam entfernen. Beatrice hat sich entschlossen hiergegen zu kämpfen, schickt uns aber vorsorglich ihren Jungen. Langenfelde liegt leider unter den heutigen Verkehrsbedingungen so ungünstig, daß von hier aus irgend eine Hilfe nicht möglich ist. Es ist sogar die Telefonleitung nach L. nicht in Betrieb und wird, wie ein Anruf auf der Post ergibt, auch in den nächsten Tagen nicht instandgesetzt sein. Die 3 Mietautos der Stadt liegen still, weil es kein Benzin gibt. Zudem wagen sich diese invaliden Fahrzeuge nicht auf schlechte Landwege.

Sonntag. Wegen der Typhusfälle im Diabetikerheim ist es seit Tagen dringlich, daß ich einmal dorthin fahre. Es gab die ganzen letzten Tage keinen Tropfen Benzin in Greifswald und Stralsund. Da nun heut 2 frische Typhusfälle in Garz abzuholen sind, erlange ich über den Oberbürgermeister Benzin für einen Krankenwagen aus den **15.12.**

Beständen der Russen – und fahre mit dem Krankenwagen mit. Der Fahrer – der 64jährige Lange – hat als Klempner unter Hoppe an unserem Hausbau geholfen und spricht mit Begeisterung von diesen »Zeiten«. In Garz war inzwischen ein 3ter Typhusfall hinzugekommen. Die Schwester ist krank, die Kindergärtnerin und Dr. Mohnike liegt mit einem geringen Tbc-Fieber auch im Bett. Es ist ein schwieriges Arbeiten. Dazu 60 Patienten, die aus Quarantänegründen wahrscheinlich zum Weihnachtsfest nicht werden nach Hause reisen dürfen und nicht in rosiger Stimmung sind. Es ist sehr kalt geworden und auf dem Glatteis rutscht der schlecht bereifte rappelige Krankenwagen.

16.12. Beatrice telegrafiert aus Grimmen: Gefahr scheint behoben. Geht mir gut.
Einem Brief von Burchard vom 1. November ist ein nettes Amateurbild von ihm beigelegt.

24.12. Bitterkalte Weihnachtszeit – ohne Schnee. Das gibt viel zusätzliches Elend in Anbetracht der Heizmittelnot, unter der so viele Menschen leiden. Alle Pferdewagen sind zurzeit requiriert für den Transport von »Reparationsholz« zum Greifswalder Hafen.
In der Klinik feierten wir gestern wie in früher üblicher Weise im Hörsaal mit kurzer Predigt des Pfarrers Braun[59] und – sehr bescheidener – Bescherung: jeder der Angestellten erhielt einen Teller mit Weihnachtsgebäck aus Mehl und in der Klinikskküche gepresstem Sirup. Von den 2 Schweinen zu 180 Pfd die wir (für 700 Personen) schlachten wollten, wurde uns von der Stadtverwaltung eines weggenommen. Andere Kliniken haben sich dem neuen Brauch angepaßt, eine Weihnachtsfeier mit Tanz und Schnaps zu veranstalten. In meiner Ansprache lehnte ich diese Form, gerade das Weihnachtsfest zu feiern, ab, und fand offenbar den Beifall der Mehrheit meiner Angestellten. Auch der Betriebsrat, der sich bereits vorher beim Kurator beschwert hatte, daß ich zum Weihnachtsfest nichts »machte«, – war still. Das Kuratorium feierte seinerseits am 22. in der Mensa mit langem Tanz, viel Schnaps und einem Erbseneintopf (woher kam das Fleisch dazu?). Herr Allrap, der gebeten wurde die Wirtschaftsführung der Mensa zu übernehmen, hat dies abgelehnt,

weil dort mehr als 3000 RM in der Kasse fehlten und er auch auf sonstige Unregelmäßigkeiten stieß. Der bisherige Verwalter Brandt fliegt aber keineswegs, angeblich hat der Kurator Mitleid mit ihm, wegen seiner zahlreichen Kinder.
Irmgard und ich folgten einer Einladung des Tischlermeisters Hölting zur heutigen Feier seiner silbernen Hochzeit. Das biedere Milieu war durchaus erfreulich. Wir kamen gegen fünf Uhr zum Kornkaffee mit Kuchen, blieben dann bis elf Uhr. Abends gab es noch Schnitten, die mit Kaninchenleberwurst und ähnlichen für diesen Tag aufgesparten Delikatessen belegt waren. Die seit kurzem mit einem Medizinstudenten Meyer verheiratete Tochter sang mit netter Stimme Weihnachtslieder.

Seit wir in Greifswald sind, hat es noch nie so harten anhaltenden **26.12.** Frost im Dezember gegeben.
Die Centralverwaltung Berlin ruft mich an wegen der Insulinnot. Es sei zur Zeit dänisches Insulin erreichbar. Jedoch habe die S.M.A. den Kauf wegen zu hohen Preises abgelehnt. Nun hofft man, die Beschaffungserlaubnis durch ein Sachverständigengutachten von mir doch noch zu erreichen.
Die »Spezialistengreifkommission« ist abgereist. Prof. Meyer[60] aus »Ilmenau« zurückgekehrt.

In der vergangenen Nacht starb ganz plötzlich der Stadtkommandant **27.12.** Jakowlew. Ich wurde telefonisch um 5 h morgens von Oberstleutnant Mirki[61] gerufen. Frau J. bemerkte den Tod ihres Mannes unerwartet in der Nacht. Er war aus dem Bett gefallen und lag tot mit tiefblauem Gesicht neben seinem Bett. Da ich am 10.10.46 bei meiner einzigen Untersuchung in der Sprechstunde die Symptome eines Mediastinaltumors mit Cavastauung festgestellt hatte, war mir der Tod nicht überraschend. Ich hatte durch seinen Arzt Major Lomtiv eindringlich und mehrfach auf den Ernst der Erkrankung hingewiesen, aber nicht erreicht, daß der Kranke sich schonte und in Behandlung begab. Mein im Oktober erteilter Rat durch Abfettung den intrathorakalen Druck zu mindern, hatte sehr gut gewirkt, so daß er damit allein zufrieden war. In letzter Zeit soll der Kranke aber wieder reichlich gegessen und besonders getrunken haben.

Ich riet zur Sektion, die Loeschke[62] – sehr langsam und gründlich – ausführte. Sie ergab Atrophie der Hypophyse als Erklärung für den konstitutionellen Teil der geradezu unheimlichen Fettsucht des 44 jährigen Mannes. Die von mir erwartete Sperre der Cava superior war nicht durch ein Gewächs hervorgerufen, sondern durch eine Combination von Druck und Zug: sehr ausgiebiger Pleura und Mediastinalverwachsungen hatten die Cava nach rechts gezerrt. Von links drückte ein mehr als faustgroßes mediastinales Fettpaket. Die vorhandene Thoraxstarre, der kurze Hals und die Cushingkrümmung der Halswirbelsäule wirkten zusätzlich ungünstig. Wodurch letztlich die tödliche Abklemmung zustande kam, war nicht aufzuklären. Bemerkenswert war ein Dünndarm von 8 m Länge. Sonst hatte der Mann sehr gesunde Organe. Der ganze Vorfall war für die zur Sektion erschienenen Ärzte – Lomtiv und Ljalin ausserordentlich erregend und auch der politische Kommissar sagte, das ganze sei eine »sehr unangenehme Sache«. Es wurde ein umständliches Protokoll aufgesetzt, das auch ich unterschreiben mußte.

28.12 Um 13 h Anruf des Sekretariats: alle Professoren (es sind ja noch immer nicht viele »zugelassen«) sollen zur Beerdigung des Kommandanten erscheinen. Versammlung um 14.30 auf dem Kuratorium, dann gemeinsamer Weg zur Kommandantur am Marktplatz unter Führung des Kurators. Ich ging, da die Zeit ohnehin knapp war, und ich mir zu Haus noch mein Mittagessen gönnen wollte, direkt zur Kommandantur und trat auch mit dem Strom der Kondolierenden ein. Der Tote war offen aufgebahrt, er sah gut aus. Der Raum war mit Blumen, Kränzen und sehr viel rotem Tuch geschmückt. Die Witwe des Verstorbenen klagte laut an dem offenen Sarg, umarmte und küßte die Leiche. Dann wieder gab sie sich ihrem Schmerz hin, weinte und schrie, stand dann wie erstarrt am Kopfende des Toten, ihn mit einem Arm umfassend – bis sie ohnmächtig umfiel. Ich eilte herzu und legte sie auf ein Sofa, das zufällig ganz in der Nähe stand. Dr. Lomtiv besorgte ein Riechfläschchen mit Ammoniak.
Der offene Sarg wurde dann auf ein ganz mit rotem Tuch überspanntes Lastauto gesetzt, 4 Offiziere fuhren stehend mit. Es folgte dem Leichenwagen ein kleines Soldaten-Peloton, dann einige Russen, dann die deutschen Trauerteilnehmer. In deren erste Reihe

drängten sich der Oberbürgermeister, der Landrat, der Sekretär der SED. Ich ging mit dem Rektor, den ich inzwischen getroffen hatte. Der Zug ging – unter den Klängen von Chopins Trauermarsch und anderer Musik – zum Wilhelmsplatz, wo an der Stelle des einstigen Denkmals Kaiser Wilhelm des I. eine Grube ausgehoben war. Eine Reihe von Reden wurde gehalten, alle begannen mit der Anrede Towarisch. Dann wurde der Sarg zugenagelt und versenkt. Die Musikkapelle spielte nochmals und die militärische Abordnung schoß 3 sehr schlecht klappende Salven.
Abends rief mich Mirski noch zu der sehr elenden und erschöpften Frau Jakowlewa. Ich verordnete ein Bad von 38° und ein Schlafmittel und versprach am nächsten Morgen nochmals die unglückliche Frau zu besuchen, die in ihrer naiven völligen Erschütterung viel Mitleid erweckt. Sie ist 45 Jahr alt, ein Jahr älter als ihr verstorbener Mann. Sie wird nun wohl aus dem gehobenen Dasein, das sie hier führte, ganz hinabsinken und vielleicht schwere Arbeit verrichten müssen.

Landrat Freese,[63] den ich um eine Unterredung gebeten hatte, be- **30.12.**
sucht mich in der Klinik und verspricht in Karlsburg für mehr Ordnung zu sorgen, auch die Flüchtlinge anderweitig unterzubringen. Der Viehhändler Conrad bringt uns heut endlich unser Holz aus dem Steffenshagener Forst, das ich im Mai gekauft hatte, wenigstens etwa 2 Raummeter davon – das übrige war nicht mehr vorhanden. Ich hatte 6 Raummeter gekauft.
In der Zeitung steht heut, dass nunmehr endlich auch nach der russ. Zone Paketsendungen aus dem Ausland erlaubt sind.

Wir hatten abends ab 9 h Stephans und Waldmanns[64] eingeladen und **31.12.**
kamen plaudernd ins neue Jahr. Irmgard hatte einen sehr schönen Punsch aus Johannisbeersaft, Nelkengewürz und Kartoffelschnaps bereitet, dazu gab es einen Kartoffelsalat mit etwas Hering darin und sogar einige Schnitten.

In den politischen Rückblicken auf das vergangene und Ausblicken **1.1.47**
auf das Neue Jahr, wird mit großem Eifer betont, daß die Konferenz in New York immerhin die Friedensverträge mit den Satelliten Deutschlands zustande gebracht hat und daß die Vertreter der Groß-

mächte in besserem Einvernehmen auseinander gegangen sind, als es zu Anfang der Konferenz beim scharfen Aufeinanderprall der Gegensätze möglich schien. Die Zeitungen unserer Zone heben als große bleibende Errungenschaft die Bodenreform hervor. In den Radionachrichten der anderen Zonen wird als wichtigstes die mit dem neuen Jahr in Kraft tretende wirtschaftliche Vereinigung der engl. und amerikan. Zone gerühmt – eine Maßnahme, von der hier von vielen angenommen wird, daß sie die Wiederherstellung der Einheit des geschrumpften Deutschland voraussichtlich verzögert. Die Bodenreform erwähnt das Londoner Radio überhaupt nicht.

3.1. In einer Berliner Zeitung ist ein Aufsatz mit einer recht niederdrükkenden Schilderung des Niederganges der deutschen Weltgeltung. In Dänemark am auffälligsten, aber auch in der Schweiz gibt man sich den Schein, als verstünde man kein Wort Deutsch mehr. Daß wir von Bertouchs nie einen Gruß bekommen, gehört wohl in das gleiche Kapitel.
In der gleichen Zeitung steht andererseits, soeben sei ein Luftverkehr zwischen London und Paris eingerichtet, der die Reisezeit auf 40 Minuten abkürzt. Es handelt sich um neue Düsenflugzeuge – deutscher Erfindung.

4.1. Abends besucht uns Bürgermeister Rau, der zweite Bürgermeister unserer Stadt seit September 45. Er erzählt sehr interessant und aufgeschlossen sein bewegtes Leben. Sohn eines Schneiders in Posen. Selbst Schneiderlehrling wider Willen. Dann zur Heilsarmee »übergelaufen«. In Schlesien Bekanntschaft mit sozialem Elend der Bergarbeiter, deren Familien damals je nur ein Zimmer als Wohnraum hatten. Dort wurde er Sozialdemokrat. Auf dieser Bahn später Landtagsabgeordneter – bis er im dritten Reich beargwöhnt, behindert und nach dem 20. Juli 44 verhaftet wurde. Mit einer Schwedin verheiratet, die er bei der Heilsarmee kennen lernte. Wechselvolle Schicksale als Kaufmann. Erfinder der Papierdärme für Würste etc. Von 6 Kindern 4 an Tuberkulose gestorben.

5.1. Sonntag. Einweihung des neuen »Bischofs« von Pommern im Nicolai-»Dom«. Bisher gab es Generalsuperintendenten mit Sitz

in Stettin. Herr von Scheven[65] ist der neue Bischof. Er wurde eingeweiht durch Bischof Dibelius[66] in Berlin – einen Mann, der als charaktervolle Persönlichkeit ausgezeichnet wirkt. Er sprach über die Funktionen des Bischofs und brachte um 14 Uhr einen Vortrag über die Sendung der evangelischen Kirche in unserer Notzeit. Er wirkte sehr sympathisch, wenn auch seine Mahnung: Beten, beten, beten, die Probleme zu sehr vereinfacht. Auch die Äußerung, daß ein Gebet von einer alten Frau oder einem siebenjährigen Kind mehr wert sei als alle Beratungen der großen Vier in New York, ist sympathisch (und mutig!), bringt aber die Frage der allgemeinen Irreligiosität und Unmoral nicht vorwärts. D. sagte, das deutsche Volk sei z.Zt. von allen Völkern das materiellste – womit er Recht haben könnte. Zu mehreren Malen erwähnte er, daß im Jahr 1946 13× soviel Ehescheidungen vorgenommen sind wie in einem Jahr sonst im Durchschnitt.
In Anbetracht der Quartiersnot für die 400 herbeigeeilten Geistlichen, hatte ich deren 4 in meiner Klinik untergebracht. Das Konsistorium überwies Dibelius zu mir. Er erhielt Zimmer 27 mit dem schönen Blick auf die Nicolai-Kirche.

Abends war Superintendent Bormann[67] aus Angermünde bei uns, der zu den geistlichen Tagungen hier ist. Wir hatten ihn gestern im Dom getroffen. Ein kluger Kopf, ein Mann, der in verschiedene hohe Körperschaften der evang. Kirche berufen ist. Er verlor seinen einzigen hochbegabten Sohn, bei dessen erstem Einsatz als U-Bootarzt von La Rochelle aus. Das U-Boot machte seine erste Feindfahrt unter einem 22jährigen Kommandanten, der junge Bormann war der älteste Mann an Bord. Über Art und Ort des Unterganges ist weder aus deutschen, noch aus Feindberichten irgend etwas bekannt geworden. Tragisch für den Vater Bormann ist, daß sein Sohn ursprünglich für die Fahrt mit einem der erfahrensten U-Bootkommandanten bestimmt war, dessen Boot einige Tage früher auslief und später glücklich heimkehrte. Dem bittenden Vater zuliebe, um ihn noch einmal zu treffen, hatte der Sohn sein Kommando getauscht. Herr Bormann berichtete von dem Tod der Frau des russ. Kommandanten von Angermünde, durch den große Aufregung entstand, weil man aus ihm eine strafbare Schuld der dortigen Ärzte kon- 6.1.

struieren wollte und sie schwer bedrohte. Die sehr dicke Frau war Diabetikerin und sollte niederkommen. Bei der Geburt stellte es sich heraus, daß das Kind – wie so oft bei zuckerkranken Frauen – übergroß, durch das zuckerreiche Blut der Mutter überernährt und gewissermaßen wie übertragen war, es mußte, wiewohl lebend und besonders kräftig, zerstückelt werden. Die Mutter aber überstand die Narkose und den Geburtsakt mit der plötzlichen Umstellung nicht und starb im Koma. Ärztliche Kennerschaft und ärztliches Können hätten allerdings beide Unfälle vermeidbar machen können. Doch war dies von durchschnittlichen Ärzten nicht zu verlangen. Der Fall liefert ein Beispiel von vielen, die beweisen, daß eine Wochenstation für Diabetikerinnen, wie ich sie einrichten will, eine Notwendigkeit ist.

7.1. Erster Brief von Helga[68] aus Mexico. Sie schreibt nett über Burchard, der gerade jetzt eine neue Stellung antritt, da er bei der Füllfederhalterreparaturwerkstatt, die er leitete, zu schlecht für seine Leistung bezahlt war. Sie schreibt auch von allerlei Paketen, die für uns unterwegs seien, u.a. soll monatlich eines von der Firma aus Monterey geschickt werden. Aber keines kam bisher an.

8.1. Senatssitzung. Erstes Thema: es gibt keine Kohlen mehr. Die zugesagte weitere Belieferung der Kliniken und Institute mit Koks wird unterbrochen. Ein gerade anrollender Kokszug für Greifswald ist in Berlin beschlagnahmt worden. Weitere Zufuhren sind in den nächsten Wochen nicht zu erwarten, weil durch den unerhört anhaltenden strengen Frost unbesiegbare Transportschwierigkeiten entstanden sind. Das Radio meldet ja aus ganz Deutschland solche Nöte – alle Wasserstraßen sind eingefroren.
Was die Briketts betrifft, die wir für manche Institute und für die Kliniksküche und Wäscherei benötigen, so sieht es auf lange Sicht ganz schlecht aus, weil in den Brikettfabriken, die Förderbänder und maschinellen Anlagen demontiert und nach Rußland geschickt werden.
Zweites Thema: die Greifswalder »Öffentlichkeit« ist nicht zufrieden mit den Professoren. Sie seien nicht »fortschrittlich demokratisch«. Es werden ganz unwichtige kleine Bemerkungen von Professoren

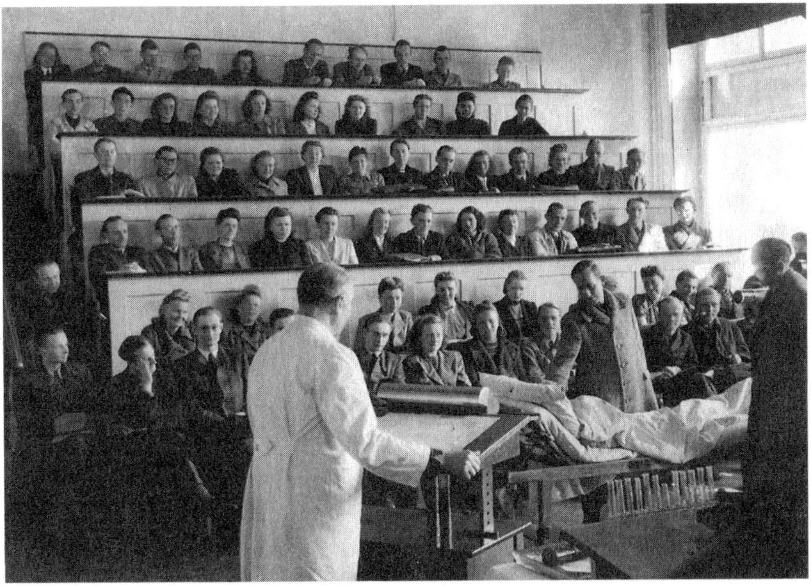

Gerhardt Katsch mit Studenten im ungeheizten Hörsaal, Winter 1946/47

beanstandet und besonders Unterlassungen; es werde nicht bei allen Gelegenheiten darauf hingewiesen, daß wir alle Not und alle Unordnung der Gegenwart nur Hitler verdanken. Die junge landwirtschaftliche Fakultät sei reaktionär. Herr Pichler[69] habe in seinem Leibnizvortrag zwar Hegel, aber nicht Marx erwähnt u.s.w. Ich fragte, wer denn eigentlich die »Greifswalder Öffentlichkeit« sei, ich hätte die Vermutung, daß sei Herr Fritze, dieser machthungerige Gymnasialdirektor mit seiner Eitelkeit und seinen Minderwertigkeitskomplexen und dazu vielleicht einige Männer der SED, die er durch seinen Redeschwall einzuwickeln verstünde. Es wurde – um politischen Aktionen zuvorzukommen – beschlossen, seitens des Senats alle Parteiführer, den Führer der Gewerkschaft und Fritze als Kulturbundvorsitzer zu einer »Aussprache« in die Universität einzuladen.

Vor 4 Tagen schon sollten die Vorlesungen wieder beginnen – die Weihnachtsferien ihren Abschluss finden. Der grausame Frost, der nun schon seit 5 Wochen herrscht, ist der Grund, weshalb die Studenten nur ganz vereinzelt sich wieder einfinden. Noch finden in 9.1.

unserer Fakultät keine Vorlesungen statt. Einige Theologen lesen – mit 7 Hörern.
Heute mußte ich mich zum ersten Mal in der russischen »Polyklinik« in der Grimmer Strasse einfinden, um dort einige Soldaten und Offiziere zu begutachten. Es hieß, es seien 4–8 waren es. In der Polyklinik war gut geheizt. Sonst fehlte alles. Ein Blutdruckapparat, der meiner Klinik gehört und den wir vor 2 Monaten für 3 Tage an Major Kirchow geborgt hatten, war so zu sagen das einzige medizinische Inventar.
Eine Kommission aus Karlshorst suchte mich nachmittags auf, mit dem alten Prof. Freymann als Dolmetscher. Sie prüften, ob meine Klinik ihr »Soll« an wissenschaftlichen Arbeiten im Jahr 1946 erfüllt hätte. Es stellte sich heraus, daß wir 11 geplante Arbeiten im Programm gemeldet hatten und fast die doppelte Zahl erschienen ist. Ich machte die Herren darauf aufmerksam, daß die Klinik früher noch viel produktiver war, obwohl es ein »Soll« der wissenschaftlichen Arbeit nicht gab. Ich hatte nicht den Eindruck, daß sie für meinen Einwurf Verständnis hatten. Es wird verlangt, daß wissenschaftliche Arbeiten, die in einer Zeitschrift der westlichen Zonen erscheinen sollen, vorher der Zensur in Karlshorst eingereicht werden.
Der amerikanische Außenminister Byrnes ist plötzlich zurückgetreten, sein Nachfolger ist der bisherige Generalstabschef Marshall.[70] Man rätselt über die Gründe und Auswirkungen.

11.1. Der neue Prof. für Neurologie und Psychiatrie Schwarz,[71] der etwa seit September an Stelle von Thiele[72] eingesetzt ist, sucht mich in persönlicher Sache auf. Bei seiner Berufung sei ihm vom Rektor ein Ordinariatsgehalt versprochen, wiewohl er zunächst als a.o. Prof. berufen wurde; die Schweriner Regierung weigere sich jedoch das Ordinariatsgehalt zu zahlen. Er meint, die einfachste Lösung des Falles sei die, dass die Fakultät sich schnellstens um seine Ernennung zum Ordinarius bemühe. Ferner war Herrn Schwarz gesagt worden, er würde eine bevorzugte Lebensmittelkarte erhalten. Auch das ist bisher nicht eingetroffen. Die Entscheidung hierüber liegt bei der S.M.A. in Schwerin.
Schwarz hat zur Nazizeit schwere Jahre durchlebt. Er selbst ist jüdischer Mischling, seine Frau Volljüdin u. sogar Tochter eines angesehenen Rabbis, der als Orientalist Honorarprofessor der Berliner Uni-

versität gewesen sei. Mit knapper Not – durch Glück und Geschick haben beide die Gefahren der Hitlerzeit überlebt. Er war zuletzt dienstverpflichteter Assistent an einer Anstalt für psychopathische Kinder bei München. Die Frau hielt sich unter falschem Namen in der Mark Brandenburg auf dem Lande verborgen.
Herr Schwarz blieb zum Abendessen bei uns hängen – es gab Sauerkraut und Kartoffelbrei – und blieb auch nach dem Abendessen, als die Ehepaare Felix und Herzberg[73] kamen. Diese fühlten sich durch die Anwesenheit von Schwarz so gehemmt und gestört, daß der Abend äußerst stumpfsinnig verlief. Frau Felix war noch säuerlicher als sonst. Irmgard fragte sie, um das stockende Gespräch zu beleben: was macht ihr Sohn. Antwort »Er friert.« Damit war das Gespräch wieder im Stocken. Und die Auskunft war wenig sinnvoll, da wir zur Zeit alle frieren bei mehr als 20° Kälte und überall unzureichender Beheizung und Ernährung. Immerhin fand Irmgards neues Heißgetränk aus selbsthergestelltem Johannisbeermost mit Nelkengewürz, dem wir einen Schuß Kartoffelschnaps beifügen, lebhaften Beifall. Wir saßen in Decken gewickelt, um den kleinen Ofen herum.

Sonntag. Gedenkfeier im Konzilsaal der Universität, in dem nun wieder die Titelschen Professorenporträts hängen, für die in den Jahren 1945 u. 46 verstorbenen Professoren: Pernice,[74] Heller,[75] Hoppe-Seyler,[76] Curschmann.[77] Hoffmeister[78] sprach über Pernice und seine Forschungen über antike Münzsysteme sowie sein Pompejiwerk. Magon[79] würdigte Heller, den glänzenden Lehrer und edlen Menschen, der nie etwas veröffentlichte, Steinhausen[80] sprach sehr gut über Hoppe-Seyler. Die letzte Rede von Prof. Mager[81] über Curschmann versäumten wir, da es kalt und schon 1 Uhr war. **12.1.**
Radio London verkündet heut zum ersten Mal, daß man wahrscheinlich davon Abstand nehmen wird, das künftige Friedensstatut für Deutschland von einer – noch zu schaffenden – deutschen Regierung unterzeichnen zu lassen. Es wird einen unverhüllten Diktatfrieden geben, für dessen Durchführung die Besatzungsmächte sorgen. In 2 Tagen beginnt in London die vorbereitende Konferenz der Stellvertreter der vier Außenminister.

14.1. Seit gestern steigt endlich das Thermometer. Heut taute es zeitweise und ganz wenig feiner Schnee ist gefallen.
Irmgard hatte vormittags eine Aufregung: ein großer gut aussehender Major aus dem Stabe des neuen Stadtkommandanten erschien mit drei unangenehmen Agenten des deutschen Wohnungsamtes, um für den Oberst bei uns Quartier zu machen. Die Wohnungsamtsleute wollten den Kommandanten durchaus bei uns unterbringen. Dem Major andererseits schien unser Haus mit den kleinen Zimmern und den vielen Flüchtlingen darin für die berechtigten Ansprüche des Kommandanten wohl weniger geeignet. Obwohl über das Resultat der Besichtigung nichts gesagt wurde, hatte Irmgard doch den Eindruck, daß uns die Einquartierung erspart bleibt. Ich ging noch zu Mirski und bat, daß es bei der Zusage bliebe, mir mein Haus zu lassen.
Es kam ein erstes Paket von Burchard an – mit dänischen Fettigkeiten: Speck, Butter, Sahne und einem prächtigen Stück dänischer Wurst.

17.1. Die heutige Zeitung bringt eine Reihe von großen Nachrichten. In der allgemeinen Niedergeschlagenheit bewegt die Menschen am wenigsten, daß unser Ländchen Mecklenburg-Vorpommern nun eine Verfassung erhalten hat und daß diese Verfassung einstimmig angenommen wurde. Einige Einwendungen der CDU und der LDP wurden seitens der schwachen Mehrheit überstimmt und dann das ganze Statut einstimmig bestätigt. Wortlaute von Verfassungen klingen meistens edel und schön. Was sie bedeuten und wie sie sich auswirken im Gang der Geschichte, vermögen wohl die wenigsten vorauszusagen.
Zweite Nachricht: Léon Blum[82] hat mit Atlee[83] und Bevin[84] in London ein anglo-französisches Bündnis geschlossen. Wenn man dem Londoner Sender glaubt, soll das für Deutschland günstig sein.
Am meisten bewegt uns, daß der Militärbefehlshaber der sowjetischen Zone (Sokolowsky)[85] gewisse fühlbare Erleichterungen des Besatzungsregimes ankündigt: Die Demontagen sollen nun aufhören – mit gewissen Ausnahmen, z.B. betreffs 7 Kohlegruben, deren maschinelle Anlagen in Rußland für den Wiederaufbau benötigt werden. Die Warenleistungen für Reparationen werden herabge-

setzt, Schuhe, Kleider, Kali sollen für Deutschland frei sein. Die obere Produktionsgrenze für die deutsche Industrie soll auf das 2–3fache des bisherigen Planes gesetzt werden. Die Lebensmittelkarte 6 »für Sonstige«, genannt »Friedhofskarte« wird abgeschafft. Für die Hausfrauen und alten Leute etc verändert sich die Ration

von 250 gr Brot auf 300	+ 110 cal
von 15 gr Nährmitteln auf 20	16
15 Zucker auf 20	19
15 Fleisch auf 20	11,3
7 Fett auf 10	23
	Σ 179,3

Das ist immerhin eine Aufbesserung um etwa 180 Kalorien am Tag. 14.1.: Erstes Paket von Büchi.

Zum ersten Mal seit Kriegsende gibt es auf Marken pro Person 18.1.
ein Stück Seife – eine Art Schwimmseife von schwarzer Farbe. Allerdings gelangten schon einigemal flüssige Waschmittel wechselnder Güte zur Verteilung.

Heubner[86] – der Berliner Dekan schreibt mir mit Datum vom 14.1. 19.1.
vertraulich, daß meine »Berufung an Stelle Gustav v. Bergmanns[87] nunmehr erneut und dringlich bei der entscheidenden Instanz vorgebracht worden ist«.
Der Kurator, den ich aufsuchte, weil seit 3 Tagen das Universitäts- 20.1.
krankenhaus keinen Tropfen Milch mehr erhält – der karge Milchertrag unserer 12 in Boltenhagen untergestellten Kühe (40 l) muß auf Befehl von Major Kobrin[88] solange an die Molkerei abgeliefert werden, bis das »Soll« des Kreises für das erste Quartal erfüllt ist. Der Kurator wußte schon davon und meinte, es sei nichts in dieser Sache zu machen. Er eröffnete mir dann, daß gestern Herr Dr. Pietruschka, der neue stellvertretende Leiter der Gesundheitsabteilung in Schwerin ihn aufgesucht hat, um ihm zu sagen, daß Dr. Lühr[89] wegen seiner Mitgliedschaft bei der SS die Approbation nicht behalten könne …

Lührs waren abends bei uns – bei »Heißgetränk« aus Johannisbeer- 22.1.
saft.

23.1. Heut nacht um 2 Uhr tritt Lühr seine Urlaubsreise zu seinem Vater in Frankfurt a.M. an. Er hat Gelegenheit mit einem Lastauto bis Schwerin oder vielleicht bis Ludwigslust mitzufahren – bei schneidender Kälte.

24.1. Neue Unruhe in Greifswald: es soll wieder eine Besatzungstruppe von 4000 Mann eintreffen. Man macht Quartier für sie. Für den Kommandostab soll die ganze Werderstrasse geräumt und dann abgeriegelt werden. Demnach müßte auch Prof. Felix seine Wohnung räumen. Frau Felix seufzt: es wird ihr 11ter Umzug seit dem Kriege. Felix beabsichtigt wenigstens zunächst, in seiner Klinik die Wohnung des Heizers Gristow zu beanspruchen. Gristow müßte dann eine Wohnung außerhalb des Krankenhauses suchen.
Erich Rosenthal antwortet mir sehr herzlich aus Paris. Er hat entsetzliche Jahre hinter sich auf der Flucht vor der deutschen Gestapo, ging erst nach Frankreich, verbarg sich dann in den Cevennen, zuletzt in einem Kloster bei Lyon. Sein Sohn wurde gefaßt und ins Konzentrationslager Dachau geschleppt, ist aber dort noch lebend befreit worden – wie Mathis mir erzählte, ist er jetzt als Journalist tätig und schreibt unter dem Namen Rovan.[90]
Abends Vortrag im Kulturbund: Mexico heute von einem Herrn Alexander Abusch,[91] der jetzt als Redakteur und Kulturbundsekretär in Schwerin tätig ist. Er war in Mexico im Exil und schildert den Kampf dieses Landes gegen die wirtschaftlichen und politischen Mächte, die es zum Kolonialland für dauernd degradieren, um seine natürlichen Reichtümer auszubeuten. Der Name Alexander von Humboldts habe noch heute größte Geltung in Mexico.
Neben mir saß der Lehrer Freytag, dessen Sohn mit Burchard die gleiche Schulklasse besuchte. Der junge Freytag war gegen Ende des Krieges mit zwei anderen Kriegsverletzten noch überlebend aus dieser Klasse. Er lag mit schwerer Beinverletzung etwa 2 Jahre hier in der Chirurg. Klinik. Von dort wurde er kurz vor Kriegsende mit Lazarettzug nach Wittenberge evakuiert – und ist seitdem verschollen.

29.1. Senatssitzung. Der Rektor teilt u.a. mit, daß zum Sommersemester keine neuen »Kontingente« gewährt werden für die Aufnahme neuer Studenten. Die Hochschule soll sich dem anpassen, daß künftig das Schuljahr im Herbst endet und nur im Herbst Abschlussprüfungen stattfinden. Nur entsprechend der Zahl der durch Staatsexamen ausscheidenden Studenten dürfen (als Ausnahme) neue Immatrikulationen stattfinden – jedoch ausschließlich für Söhne von Arbeitern und Kleinbauern. Der Rektor hat diese Maßnahme in einem Schreiben an die Zentralverwaltung als »undemokratisch« kritisiert.

Dramatische Erkrankung des Kapitan Dautschenko[92] an 1 seitigem **30.1.**
Nierenstein mit Ileusbild. Man holte mich morgens vor dem Frühstück.

Aussprache im Konzilsaal zwischen dem Senat der Universität und **31.1.**
den »Exponenten der Öffentlichkeit«, von denen einige, besonders der machthungrige, seine Minderwertigkeitskomplexe überkompensierende Direktor Fritze sich nicht genug tun können in ihrer Kritik an der Universität und den Professoren. Prof. Schwarz, der als Leiter der Gruppe »Hochschule« im Kulturbund auch vom Rektor zu dieser Besprechung geladen war, machte gute und geistreiche Bemerkungen zum Thema »Ausrede«, die hoffentlich Herr Fritze verstanden hat.
Sonntag. Landrat Freese bei uns zum Tee. Besprechung über Karls- **2.2.**
burg. Freese will uns ein Pferd verschaffen. Er erzählt von der Verhaftung seines Vaters, der ja kurz nach seiner Freilassung erkrankte und (als alter Mann) bei den kathol. Schwestern starb.

Aus Holstein und aus Sachsen dringt plötzlich auf vielen Wegen das **3.2.**
Gerücht, daß die Universität Greifswald nach Königsberg also in das sowjetische Ostpreußen verlegt werden soll. Gerücht …

Die Stellvertreter der vier großen Aussenminister tagen nun schon **4.2.**
längere Zeit in London und nehmen Tag für Tag Wünsche und Vorschläge der übrigen an dem deutschen Friedensstatut interessierten Mächte entgegen. Überall in der Welt überlegt man, was man zum eigenen Vorteil von Deutschland abzwacken könnte und macht Vorschläge, wie es zu demokratisieren und umzuerziehen sei. Albanien, Luxemburg, Iran, Brasilien stellen Reparationsforderungen, ähnlich wie die wirklich durch den Krieg schwer geschädigten und am Siege beteiligten Länder. Wohin sind wir geraten. Dies ist schon nicht mehr demütigend.

5.2. In Anwesenheit von Ministerpräsident Höcker[93] wurde heute das (seit dem dunklen 15. Febr. 46 laufende) Universitätsjahr beendet und das neue durch eine sehr lange Rede von Höcker im Theater eingeleitet. Er sprach sympathisch und warb aufrichtig um die akademische Jugend – die ihn aber anscheinend kaum versteht, die zu sehr noch verprellt ist durch ihre erlebten Enttäuschungen.
Abends war eine Festvorstellung des Trubadour. Das Theater war angeblich mit 50 Ctr. Koks geheizt, doch fror man entsetzlich, besonders während der Präsidentenrede, bei der der Lehrkörper auf der Bühne Platz genommen hatte.
Abends schloss sich für einen kleineren Kreis (Senat etc.) ein Zusammensein mit den Schweriner Herren im Haus der Kultur an. Höcker hatte taktvoller Weise gewünscht, daß keine Bewirtung stattfinde. Es gab nur Schnaps – in den absolut leeren Magen. Der tat dann bei einigen seine Wirkung. So bei dem Hochschuldezernenten Dr. Müller, der mit brüllender Stimme eine recht taktlose Rede hielt über das angebrochene »pädagogische Zeitalter«, das manche zu Unrecht das »Atomzeitalter« nennten.

6.2. Ministerpräsident Höcker, begleitet von seinem juristischen Sekretär Dr. Sieber,[94] fuhr mit Redetzky[95] und dem Präsidenten der Sozialversicherung Lau[96] sowie Landrat Freese und mir durch Schneewehen und nicht ohne Aufenthalte durch Autopannen nach Karlsburg. Nach der Besichtigung hielt er in Gegenwart der Bauernvertreter eine Rede über die Verwendung des Schlosses als Diabetikerheim, wobei er sich über die Besitzverhältnisse etwas unklar und gummihaft aussprach.
Prof. Schwarz war in Berlin und hörte von Brugsch, die Sache Katsch stünde sehr günstig. Ich sollte bald in Berlin vorsprechen. (Bis zu meinem Vortrag am 19.2. wird es wohl Zeit haben).

7.2. Radio Berlin erwähnt heut: wenn die Aussenminister sich in Moskau nicht einigen, so werden England und Amerika einen Staat Westdeutschland gründen. Ist dies russische oder englische Propaganda.[97]
Während meiner Sprechzeit – um 13½ Uhr – erschien Oberstleutnant Ljalin mit einem zweiten (nichtärztlichen) Oberstleutnant von der Bezirkskommandantur. Sie wünschten, daß ich sofort mit

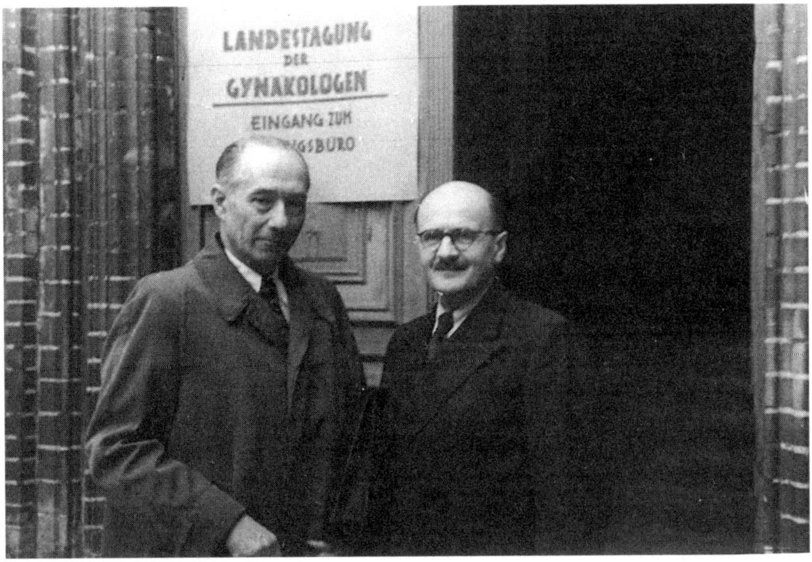

Gerhardt Katsch und der Chirurg Willi Felix (ca. 1947)

Professor Felix im Auto nach Schwerin führe. Es handle sich um eine Erkrankung der Gattin des Chefs der S.M.A. Generalleutnant Trufanow.[98] Ich rief Felix an. Er bat um Aufschub bis morgen früh, weil er für heut die vorpommersche Ärzteschaft zu einem klinischen Abend in seiner Klinik eingeladen und selbst einen großen Vortrag angekündigt hatte. Darauf wurde der Offizier etwas erregt und heftig: es handle sich um einen Befehl, Aufschub gebe es nicht. Man ließ uns 1 ½ Stunden Zeit. Trotz dieser Eile kam das Auto, das uns abholte statt um 15 h erst nach 16 h. Trotz bitterkalten Wetters – zwischen -15 und -20° kochte unser Opel schon hinter Stralsund, weil der Fahrer fast kein Wasser im Kühler hatte. Nach 21 Uhr waren wir in der Wohnung des Generals in der Sebastian-Bach-Strasse. Seine Frau war seit 8 Tagen obstipiert[99] und alle Bemühungen von Schweriner Ärzten (russischen und deutschen) ihr zu helfen, waren vergeblich geblieben. Daher war ein chirurgischer Eingriff erwogen und Felix mit mir gebeten worden. Ein Ileus lag jedoch nicht vor. Ich gab einige Ratschläge, die bis zum nächsten Morgen wirken sollten, und riet diagnostische Aufklärung des Krankheitsbildes, das schon seit geraumer Zeit besteht, in meiner Klinik.

General Trufanow, ein gut aussehender kluger und vielseitg gebildeter Mann, bewirtete uns dann an schön mit eigenartigem Dresdener Porzellan gedecktem Tisch. Der Saguska mit rotem und schwarzem Kaviar mundete nach der langen kalten Fahrt verzüglich. Es entspann sich – vermittelt durch eine sehr gute Dolmetscherin, eine angeregte Unterhaltung. Der General erwies sich als kenntnisreicher Waidmann, auch mit Hegebegriffen. Er sprach auch davon, daß er für Schalenwild hier Schonzeiten einführen wolle, um die letzten Reste unseres Wildbestandes zu erhalten. Mir stellte er eine Doppelflinte in Aussicht. Kugelwaffen seien – auch als Ausnahme – für Deutsche noch nicht erlaubt.
Zur Nacht wurden wir in einer von den Russen abgesperrten Straße bei einem Sergeantenehepaar untergebracht in einem tadellos sauberen, gut geheizten Zimmer mit 2 guten Betten und Daunendecken.

8.2. Um 9h holte uns das schnelle große Auto des Generals. Da meine Ratschläge gewirkt hatten, wurde schnell zu einem guten Frühstück übergegangen, das mit Moselwein von Wöhler und wieder mit rotem und schwarzem Caviar begann. Der General sprach heut auch von seinen eigenen Beschwerden in der Lebergegend. Wir kamen überein, daß er mit seiner Frau für einige Untersuchungs- und Beobachtungstage in meine Klinik kommen würde. Sein Sanitätsoffizier – Oberstleutnant Litwiakoff[100] – Nachfolger von Rybkin[101] bzw. Kalugin,[102] bzw. Kropin[103] – werde ihn begleiten. Unterhaltung und Umgang waren natürlich und angenehm. Es tauchte noch Kapitan Karejeff[104] auf, der schon bei Skocyrew[105] Adjutant war. Als ich ihn als alten Bekannten (auf Englisch) begrüßte, erklärte er: wir hätten uns bei der Eröffnung der Greifswalder Universität kennen gelernt, und verschwieg mit Sorgfalt, daß der Vorgänger des Generals mich ärztlich beansprucht hatte.[106]
Mittags fuhren wir zurück. Es war bei klarem Himmel heut eher noch kälter, zumal ein heftiger Ostwind aufkam, der schon an manchen Stellen Schneeschanzen auf den Strassen zusammengeblasen hatte. Morgen wäre die Fahrt vielleicht schon schwierig geworden. Unser Fahrer hatte wieder kein Wasser im Kühler, so daß wir schon dicht hinter Schwerin an einem Bahnwärterhäuschen um Wasser suchen mußten.

Sonntag. Die immer wahrscheinlicher werdende Berufung nach Berlin beherrscht meine Gespräche mit Irmgard. Wenn wir nach Berlin gehen, so wird dies eine sehr große Umstellung unseres Daseins – fast in jeder Beziehung. Und sicher ist, daß wir uns in vielen persönlichen Dingen wie Wohnung und Ernährung nur dabei verschlechtern können. 9.2.

Professor Volkmann[107] ist – wenn auch mit geschwollenen Beinen – aus der Gefangenschaft entlassen worden.

Volkmann besucht uns, er sieht nicht besonders schlecht aus, er war seit August verschwunden. Wie er berichtet, war der Grund zu seiner Verhaftung der, daß ein Offizier, der in einem Gefangenenlager im Kriege Dienst getan hatte, Volkmann als Entlastungszeugen nannte. Daraufhin war er in der Domstraße,[108] dann in Neubrandenburg, dann in Frankfurt an der Oder. Nachdem er in peinlichen Verhören sich von unbegründetem Verdacht reinwaschen konnte, wurde er schon in Neubrandenburg in die Gruppe der Kriegsgefangenen überführt. In Frankfurt kam er schließlich frei, weil er der Arbeitsgruppe III angehörte. Er schildert die dortige Verpflegung als ausreichend und (unter Angabe von Einzelheiten) als deutlich besser im Vergleich zu den hiesigen Markenzuteilungen. Aufgefallen ist ihm, daß die Russen ihre kriegsgefangenen Offiziere deutlich besser verpflegen als die Soldaten. Einen noch besseren Verpflegesatz erhalten Generale. Herr Volkmann kehrt nun aus der Kriegsgefangenschaft zurück mit einem entsprechenden russischen Dokument. Aber wie ist sein Empfang im heimatlichen Greifswald. Darüber ist er mit Recht empört. Die Universität hat ihn abgeschrieben. Herr »Amtmann« Roethe[109] erklärt kurz und herzlos, es sei keine Stelle für ihn da. Der Rektor äußert, er wolle versuchen, ihm einen Forschungsauftrag zu verschaffen, damit er überhaupt etwas Geld bekomme. Inzwischen bewilligt ihm das Ernährungsamt die Lebensmittelkarte für Angestellte, so daß er also deutlich schlechter verpflegt ist als im Gefangenenlager. In der Tat ein freundlicher Empfang. Irmgard will Volkmann fürs erste ein wenig nachhelfen. 11.2.

Abends 7 Uhr waren die Ärzte der Gegend zusammengerufen, um sich auf den Einbruch einer Grippe-Epidemie vorzubereiten – die Virusgrippe wütet in Schweden. Unter den heutigen Bedingungen scheint allerdings eine direkte Einschleppung von dort äußerst unwahrscheinlich. Herzberg sprach über das Virus und die Epidemiologie, ich über Klinik und Diagnostisches.

12.2. Nach dem bei dem Kapitan Dautschenko der vermutete linksseitige Ureterstein durch Cystoskopie und Röntgenbild heute Morgen nachgewiesen wurde, drängte ich in einem Consil mit d. russ. Kollegen auf schnelle Operation. Den Vorschriften nach sollte diese im Militärlazarett Schwerin stattfinden. Jedoch wünschte der telefonisch befragte Oberstleutnant Litwiakoff, daß die Operation in Greifswald stattfinde. Felix war sofort bereit. Der Eingriff erwies sich als technisch sehr schwierig, weil der gut gebaute jungendliche und proportioniert erscheinende Offizier geradezu unvorstellbare Mengen von Fett in sich beherbergte, sowohl unter der Haut (9 cm) als praeperitoneal und in kollossalischen Appendices epiploicae.[110] Der Bauchschnitt musste auf doppelte Größe erweitert werden. Felix fand an der vorausgesagten Stelle den großen kantigen obturierenden Stein. Operationsdauer von 15 – 16 ½.

13.2. Abends vor 20 h ruft mich der Aufsichtsbeamte des Bahnhofs an, es komme heut nacht aus Frankfurt a. O. ein Transport mit 99 kranken, z.T. schwerkranken Kriegsgefangenen, die Eisenbahndirektion verlange, daß der Zug sofort noch in der Nacht entladen würde. Er habe niemand erreichen können, der zuständig sei – die städtischen Behörden seien nach Dienstschluss telefonisch unerreichbar, der Stadtarzt desgleichen. So mußte ich übernehmen, für die unglücklichen Heimkehrer zu sorgen. 10 Telefongespräche. Die Kliniken sind bereitwillig, es werden 99 Betten im ganzen bereitgestellt. Dr. Brass[111] (jetzt Kreisarzt und nicht »zuständig«, aber telefonisch erreichbar) hilft gern, er sorgt durch alte Beziehungen dafür, daß bei Ankunft des Zuges eine warme Suppe verteilt wird – es sind mindestens 15° unter 0 und die Kranken kommen in Güterwagen. Aber das Transportproblem (zu den Kliniken) in der Nacht lösen zu helfen, sieht er sich auch ausser Stande. Die Bahn muß nachgeben und tut es: die Ausladung wird bis morgen früh verschoben. Es ist ja obenein sehr dunkle Nacht, ohne Mond und das Licht ist in mehreren Stadtteilen abgeschaltet.
Abends trifft Lühr aus dem Westen ein.

Die entlassenen Kriegsgefangenen haben eine furchtbare Reise hinter sich. Freilich war es waggonweise ungleich. In manchen Wagen stand ein kleiner Ofen, und wenn genügend Gehfähige in diesem Wagen wohnten, die auf Halteplätzen Brennmaterial herbeischaffen konnten – dann ging es. Sie meinen, ihr Transport sei noch nicht der schlechteste gewesen. In anderen Zügen, so einem aus Leningrad, seien viele der Heimkehrer – es handelt sich ja nur um Kranke – unterwegs erfroren. **14.2.**

Lühr berichtet aus Mainz, wo 4500 Studenten sind. Man habe sehr auf mein Kommen gehofft und zwar »schwarz«. Eine 5-Zimmerwohnung habe für mich bereitgestanden. Jetzt ist Voit[112] Ordinarius. Lühr hat gewisse vage Aussichten – so in Kreuznach als Assistent eines Dermatologen, so in Dannenberg nahe Stendal als Leiter eines kleinen Krankenhauses. Berg[113] in Hamburg habe ihn kaum angehört und nur davon geschwärmt, daß er tags zuvor mit Flugzeug zur Consultation bei einem amerikanischen General geflogen sei.

Ich muß mehrere Gruppen von Physikumskandidaten in Physiologie prüfen, d.h. ich habe mich dazu bereit erklärt, um zu helfen, denn Steinhausen ist noch mit seinem manischen Anfall in der Nervenklinik und ein Vertreter, der prüfen könnte, ist nicht vorhanden. Die Studenten sind reizend dankbar für meine Bereitwilligkeit, ihnen über diese neue Schwierigkeit hinwegzuhelfen. **15.2.**

Am Schützenwall werden die schönen alten Linden gefällt – als Brennholz. Mit dem deutschen Wald, der jetzt in allen Besatzungszonen umgeschlagen und abtransportiert wird, gehen nun auch die Alleebäume verloren. Tag für Tag ziehen jetzt die Fuhrkolonnen mit Langholz zum Hafen. Jedes Pferd muß heran und termingemäß ein bestimmtes »Soll« erfüllen. Anfänglich wurden besonders Tannen und Kiefern geschlagen. Jetzt ist hauptsächlich Hartholz an der Reihe. Alle die schönen Eichen- und Buchenstämme unserer Wälder gehen dahin. Kein gut gewachsener Baum wird verschont. Von den Ästen darf die Bevölkerung Brennholz »werben«, d.h. selbst zersägen und zerhauen. Das Schwierigste bei solcher Werbung ist der Abtransport, da alle Gespanne für die Abfuhr von Reparationsholz fronen. **16.2.**
Sonntag. Der ganze Tag verging mit dem Diktieren meines Berliner

Vortrages, den ich am 19. in der Berliner Medizinischen Gesellschaft halten soll (Gegenwärtige Therapie des Diabetes). 2 Sekretärinnen wurden verbraucht.
Im Laufe des Vormittags wurde ich zu Oberstleutnant Mirski gerufen, der einen heftigen Erkältungsinfekt, anscheinend keine echte Grippe hat.

17.2. Frau Herzberg erzählt Einzelheiten von der Ankunft des letzten Heimkehrerzuges. Alle waren einst gesund in Gefangenschaft geraten. Es ist noch immer sehr kalt, nachts 12–15°.[114] Die morgige Reise nach Berlin kann recht unangenehm werden. Irmgard begleitet mich. Wir haben im Hospiz in der Albrechtstrasse Quartier bestellt. Müssen Bettwäsche und Bestecks mitbringen. Aber es soll dort immerhin geheizt sein, weil im gleichen Hause eine Station der Augenklinik untergebracht ist. Durch den Eisenbahnpräsidenten Hoffmann habe ich mir die Erlaubnis zur Benutzung des Dienstreiseabteils verschafft. So besteht Hoffnung, daß wir doch in einem Abteil mit abgedichteten Fenstern reisen werden.

18.2. Reise nach Berlin von 6.50 bis 14 Uhr – zwei Stunden länger als fahrplanmäßig, mit kalten Füßen, aber im ganzen noch glimpflich. Im Hospiz in der Albrechtstraße bekamen wir ein geheiztes Zimmer mit zwei Chaiselongues und schwarzen Decken. Das Fenster war bis auf 3 qdcm, die mit trübem dickem Kellerfensterglas versehen etwas lichtdurchlässig waren, mit Holz gut dicht gemacht. Eine Aufräumung des Zimmers hatte seit der Abreise des letzten Gastes nicht stattgefunden, wie uns die impertinente Stubenfrau bestätigte. Sie war im Mantel, weil sie jetzt Feierabend mache und fand es unerhört, daß der letzte Gast Spuren seiner Anwesenheit hinterlassen hatte. Das Speiselokal – nicht nur für Hospiz-Gäste, sondern jetzt auch »Volksgaststätte«, war knapp erleuchtet, die dunklen Tische ohne Decke, ein ärmliches verhungertes und z.T. zerlumptes Publikum, dazwischen gingen 2 Schieber von Tisch zu Tisch und schacherten und tauschten mit Lebensmittelmarken – eine Nährmittelmarke zu 25 gr. z.B. koste »zur Zeit« 4 Mark. Der eine junge Bursche – der besser eine ordentliche Arbeit unternehmen sollte – bettelte Irmgard um eine Fleischmarke an, sie schenkte ihm eine Brotmarke, in der Annahme er sei hungrig. Als er dann gleich darauf für ein Tauschgeschäft eine Schachtel öffnete, in der reichlich Lebensmittelmarken verschiedener Art verwahrt waren, zeigte es sich, daß ihn nicht der Hunger trieb. Irmgard war von dieser Gaststätte entsetzt und verglich sie mit dem »Nachtasyl«.[115]

Morgens auf der Zentralverwaltung für das Gesundheitswesen. Unruhe im ganzen Amt. Gestern ist der Präsident Konitzer[116] verhaftet worden – aus seinem Auto heraus. Er war auf einer Fahrt nach Buch zum Robert Koch-Krankenhaus. Es wird ihm vorgeworfen, er habe im Krieg als zuständiger Hygieniker eines Gefangenenlagers nicht genug getan gegen dort herrschende inhumane Zustände. Konitzer wird schwer zu ersetzen sein. Er hat seine Zentralverwaltung mit viel Geschick aufgebaut, ein repräsentativer, weltgewandter Mann mit guter Redegabe, der zudem keine Belastung durch Beziehungen zur NSDAP hatte, vielmehr vor 1933 Mitglied der Sozialdemokratischen Partei war. **19.2.**

Heubner als Dekan erklärte mir nun offiziell, daß seine Fakultät um meine Berufung gebeten habe, allerdings unter Einreichung einer Liste, die noch »mehrere Namen« enthalte – er nannte sie nicht. Die Angelegenheit sei nun auf dem durch das Entscheidungsrecht der Besatzungsmacht verlängerten Dienstwege.

Mein Vortrag fand im Hörsaal der I. Med. Klinik statt und war gut besucht. Die Discussion war angeregt und lebhaft. Die Großstadt birgt nun einmal mehr Menschen und auch mehr Sachverständige von Einzelgebieten.

Nach dem Vortrag war es uns – Irmgard begleitete mich – unmöglich, irgendwo ein Abendessen zu erhalten. Es war 21 Uhr und alle Gaststätten hatten schon geschlossen. Wir versuchten es im Franziskaner, bei Habel, bei Luther und Wegner, bei Burchard, bei Aschinger, im Heidelberger – und hatten damit fast alle behelfsmäßig in Betrieb genommenen Lokale der Gegend geprüft. Auch im Hospiz war nichts mehr zu haben. Aber eine Nacht ohne Frieren steht uns bevor, während es im ungeheizten Adlon mit einer dünnen Decke grausig sein muß. Windaus,[117] der aus Göttingen da war, hat zu Heubner gesagt, er sei in der Nacht bei Adlon »fast gestorben«.

20.2. Längere Besprechung mit Brugsch, der mir darlegte, daß meine Berufung vielleicht schnell erfolgen würde und mir Berlin schmackhaft zu machen suchte. Er lud dann Irmgard und mich ein, mittags im Klub der Kulturschaffenden in der Jägerstrasse (dem früheren Herrenklub) zu essen. Knapp kamen wir zum Zuge, unsere Handkoffer etwas mühsam zum Stettiner Bahnhof schleppend. Mit viel Mühe und dem Nachdruck der Zentralverwaltung hatte ich noch Zulassungskarten zum heutigen D-Zug bekommen. Wir fuhren wieder im Dienstabteil ganz leidlich. Anfangs blieb der Zug oft stehen, weil die schlechten Kohlen nicht genug Dampf lieferten. Schon den »Berg« bei Gesundbrunnen schaffte die Maschine erst nach langem wiederholtem »Dampfkochen« im dritten Anlauf. Mit zwei Stunden Verspätung kamen wir um 12 Uhr nachts in Greifswald an. Es ist noch immer sehr kalt.

21.2. Irmgard hat sich auf der Reise eine Erkältungsinfektion geholt und spricht mit rauher heiserer Stimme. Es trifft sich schlecht, daß sie heut eine von langer Hand vorbereitete »Zuckerrübenaktion« hat. Aus Karlsburg haben wir nämlich einen Sack Zuckerrüben beziehen können. Daraus soll heut durch Pressen und Kochen Sirup bereitet werden, als Ersatz für den fehlenden Zucker. Es ist jetzt 11 Uhr abends und die Eindickung des Sirups im Waschkessel ist noch nicht beendet, wird wohl noch über die Mitternacht hinaus dauern. Die Erzählungen von vielen Berlinern über die Kältenot brachten wirklich ergreifende und deprimierende Einzelheiten. Auch sah man vor manchen Häusern die Folgen davon, daß sämtliche Abflussrohre eingefroren waren – in Berlin, das nie eine der schönsten, wohl aber eine der saubersten Großstädte war. Es wird immerhin in Berlin schon manches repariert. In der Charité nicht wenig. Mitten in Trümmern ist z.B. das Metropoltheater neu erstanden, scheint bald eröffnungsbereit.

22.2. Ordentliche Vorstandssitzung der Stiftung Garz. Aus Berlin sind Dr. Jäger[118] und Fritz v. Bergmann im Auto gekommen, auch aus Bergen der Landrat Hübner.[119] Leider aber telefonieren die Schweriner Herren, sie könnten wegen Glatteis nicht durchkommen, wir sollten das Einverständnis der Regierungsstellen nachträglich einholen. Für die Zukunft der Stiftung fanden wir die Formel, daß sie »in die Obhut« der Zentralverwaltung für das Gesundheitswesen genommen wird und diese es übernimmt, die Einrichtung von Schloss Karlsburg zu finanzieren.

Sonntag. Vor ihrer Abreise nach Berlin frühstückten Jäger und Fritz Bergmann bei uns unter interessanten zeitgemäßen Gesprächen. Es schneit. **23.2.**

Am 25.2. hat durch einen Kontrollratbefehl das Land Preußen aufgehört auch de jure – nachdem es de facto schon seit Kriegsende aufgelöst ist. **26.2.**

Dr. Niedner[120] schickt mir eine Postkarte, auf der er mitteilt, daß er nun aus dem Lager entlassen und als »nomineller Pg« entnazifiziert sei. Carl Meister schreibt aus Hamburg-Bahrenfeld, er sei dort »entnazifiziert« und als Teilhaber in eine Reederei (Molzen) eingetreten. Irmgards aus Berlin mitgebrachte Grippe ist heut wieder viel schlimmer. Sie mißt 38,5 und hat sehr unangenehme Magensymptome mit belegter Zunge und völliger Appetitlosigkeit. Eine Tablette Arcanol, die sie gestern abends nahm, kann wohl nur steigernd auf diese grippale Gastritis gewirkt haben. **29.2.**

Sonntag. Irmgard liegt noch, bessert sich aber. Es liegt viel Schnee. Da die Einwohner den Schnee wegkehren müssen und schon um 8 Uhr morgens (am Sonntag!) ein Polizist erscheint, um an diese Pflicht zu erinnern – entsteht ein negativer Wettstreit der Hausbewohner. Garz ist durch den Schnee von der Aussenwelt abgeschnitten. Die Oberschwester macht mir telefonisch den Vorschlag, eines der Garzer Schweine, das sie zwar zur Ernährungsverbesserung schlachten möchte, für das sie aber keine Schlachterlaubnis z.Zt. erhält, gegen 52 Rm Holz bei einem Bauern umtauschen möchte. **2.3.**
Es ist noch immer bitter kalt – nachts -10°. Das Observatorium prophezeit noch keine Milderung des Frostes. Meine Klinik ist nun ohne Heizmittel! Die chirurgische war damit schon vor etwa 10 Tagen am

Ende. Tageweise bekommen die Kranken keine Kartoffeln – nur Mohrrüben oder Wrucken als einziges Mittagsgericht. Das ganze Universitätskrankenhaus erhält seit Januar keinen Tropfen Milch.
Heilpraktiker werden nach einer neuen Verfügung ohne Abitur zum Medizinstudium zugelassen. Ob ohne Auswahl?! Einen Teil dieser Menschen darf man begrüßen, wenn sie ihren Helfertrieb mit Wissen unterbauen wollen. Andere – sind weniger begrüßenswert.
In Dünkirchen wird in den nächsten Tagen ein Bündnis zwischen England und Frankreich besiegelt. Die Aussichten auf eine Einigung der Grossen Vier in Moskau sehen wieder schlechter aus als vor einiger Zeit.

7.3. Endlich taut es. Dieser härteste Winter, der so viel Unglück noch verschärft, will nun hoffentlich ein Ende nehmen.
Meine Klinik hat – bei sparsamstem Verbrauch, so daß die meisten Räume nur »überschlagen«, nur etwa 10°+ warm sind – noch für 2 Tage etwas Koks. Am Sonntag wird die Heizung endgültig ausgehen. Damit wir dann noch kochen können, wird durch sogenannte »Selbstwerbung« Holz herbei geschafft: alle einigermaßen dazu fähigen Männer von den Angestellten und Arbeitern des Krankenhauses, 30 an der Zahl, waren am 3., 4. und 5. im Eldenaer Wald zum Holzfällen. Es ist – besonders für Ungeübte und bei schneidender Kälte – ein schwieriges Geschäft. Die guten Stücke der Stämme werden als Reparationsholz beschlagnahmt. So bleibt für uns nur das Holz der Baumkrone, der Äste, also der kleinere Teil. Geplant war, in 2 Tagen 200 Festmeter zu »werben«, die dem Krankenhaus zugesprochen sind. Aber weniger als 100 Rm wurden geschafft. Immerhin glückte es, das gefällte Holz abzutransportieren, ehe andere es wegschafften.
Abends nach 11 h wurde ich telefonisch von Oberstleutnant Tribuljow[121] angerufen und darauf vorbereitet, daß ein Auto mich zur Konsultation abholen würde. Nach einiger Zeit erschien Oberstleutnant Ljalin und brachte mich im Schneegestöber nach der Wohnung von Mamerdow, Domstr. 26. Dort fand ich Herrn Tribuljow und Oberstleutnant Astapenko, die auf 2 Tage von Karlshorst hier sind. Astapenko hatte 39° Temperatur und heftigen Trachialhusten. Ich konnte ihn beruhigen, daß es sich um <u>unkomplizierte</u> Grippe ohne

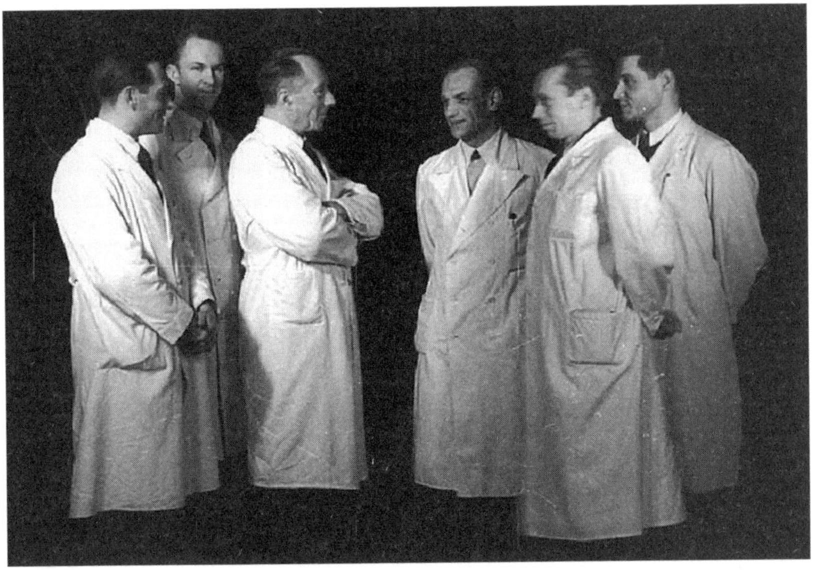

Gerhardt Katsch im Kreise seiner Assistenten 1947

Lungenbefund handle. Wir unterhielten uns dann noch ganz behaglich, da die beiden Herren etwas Deutsch sprechen. Sie teilten u.a. mit, daß die Amtseinsetzung der Professoren Wels[122] u. Loeschke bevorstünde. (Wie oft ist uns dies schon angekündigt worden!) Ich bekam einen ganzen Teller mit Bismarck-Heringen und einen schönen Teller Suppe vorgesetzt.

Der kranke Herr Astapenko nächtigte mit seiner Grippe bei Mamerdow auf einer Couch ohne Decke und ohne Wäsche – höchst bescheiden und kriegsmäßig.

Mamerdow ist übrigens schon seit einiger Zeit nicht mehr Inspecteur der Universität, hat angeblich jetzt mit den Volksschulen und Propaganda zu tun. Er erzählte, daß er 17 Geschwister hat und sein hochbetagter Vater noch lebt. Mit Stolz wurde mir ein illustriertes schön ausgestattetes Werk über die Stadt Moskau gezeigt, besonders ein Bild von dem geplanten oder im Fundament schon begonnenen kollossalischen Lenin-Monument. Dessen ungeheure Größe geht daraus hervor, daß im Kopfe der Leninstatue, die das Denkmal krönt eine Bibliothek Platz finden wird. In der Basis des Monuments werden unter anderem 2 große Säle für Volksversammlungen sein, die, wenn ich es richtig behielt, je 30.000 Menschen aufnehmen können. Der Bau wird – was ja konstruktiv wohl selbstverständlich ist – ohne Verwendung von Holz errichtet.

8.3. Abends besuchte uns Dr. Braun,[123] der Oberarzt und kommissarische Leiter der Hautklinik mit seiner jungen Frau, einer Schwester von Frau Rechtsanwalt John.

9.3. Sonntag. Ärztliche Besuche bei Prof. Wels, Prof. Jakobi,[124] Oberbürgermeister Hoffmann. Nachmittags besuchten uns Beatrice und Herr Sande aus Rostock, der wieder seine sehr persönlichen Ideen über Infektionskrankheiten entwickelte. Abends waren wir bei Waldmanns.

10.3. Die Aussenministerkonferenz in Moskau ist eröffnet. Als erste Neuigkeit wird gemeldet, daß auch über die Interessengegensätze in China verhandelt werden soll.

11.3. Beatrice, die gestern Morgen um 5 Uhr aufbrach, um den Anschlußzug in Stralsund zu erreichen, ist nur bis dicht hinter Grimmen gelangt. Dort blieb der Zug in Schneewehen liegen. Drei Lokomotiven (natürlich alle mit schlechten Kohlen) mußten ihn rückwärts herausziehen. 18 Stunden lag der Zug (ungeheizt) auf offener Strecke. Nun kam Beatrice heut Morgen hungrig und verfroren und von der Reise verschmutzt wieder zu uns zurück.
Der neue Kreiskommandant und sein Stellvertreter kamen zu mir zur Untersuchung.

12.3. Schwesternexamen. Als Leiter der Prüfungskommission kommt Dr. Pietruschka, der 32jährige Vertreter von Redetzky und Chef in Personalsachen aus Schwerin. Er sollte schon gestern eintreffen und das Examen heut um 11 Uhr beginnen. Da der Schweriner Zug sich wegen Schneewehen unglaublich verspätete, traf P. erst heut um 15 Uhr ein. Er aß einen Teller Suppe im Ärztekasino und ging dann an die Prüfung. Bis 20 Uhr wurde geprüft. Auch politische Fragen: was ist der Unterschied zwischen Faschismus und Nationalsozialismus? – Die verängstigte Schulschwester antwortete: Faschisten sind die ganz schlimmen Nationalsozialisten. Dabei hatte es sein Bewenden. – Nach der Prüfung aß P. bei uns zu Abend. Es gab einen Teller Grütze. Danach Bratkartoffeln und dazu für jeden ein Ei – dem Gast zuliebe. Die Eier hatte ein Patient mir vor einigen Tagen mitgebracht. Herr. P. wirkt sehr jung, ein kleiner unscheinbarer Mensch. Er wurde in Stalingrad von den Russen gefangen genommen und hat dann den Sowjetstaat gut kennen gelernt.

Es ist – gegen die Wettervoraussagen – noch immer bitter kalt, **13.3.**
nachts -16°. Garz ist noch immer eingeschneit.
Die Aussenminister in Moskau streiten sich, ob Albanien zu den Friedensverhandlungen zugelassen werden soll. Rußland und Frankreich sind dafür, Amerika und England dagegen. So blieb diese äußerst wichtige Frage unentschieden!

Die Aussenminister reden in vorbereiteten Vorträgen aneinander **15.3.**
vorbei. Die Gegensätze sind groß, aber sie werden vorläufig nicht zum Austrag gebracht. Man erörtert, ohne Beschlüsse zu fassen, zunächst die einzelnen Punkte, die das Konferenzprogramm enthält.
Fast größere Beachtung als diese weltwichtige Konferenz findet augenblicklich die politisch aggressive Truman-Rede, in der die Anleihen für Griechenland und die Türkei verkündigt wurden.

Das Luftwaffenlazarett ist von der letzten russischen Lazarettforma- **16.3.**
tion leer von irgendwelchem Inventar zurückgelassen worden. Nunmehr wird es durch einen russ. Demontierungsstab völlig ausgeschlachtet. Nicht nur Leitungsdrähte und Kacheln, auch Türen und Fensterrahmen werden entfernt. Man spricht davon, daß das Gebäude »im Zuge der Entmilitarisierung« gesprengt werden soll. – Und doch rechnete man hier fest damit, eine der Universitätskliniken in diesem hochmodernen schönen Krankenhausbau unterbringen zu können! Es scheint, daß die deutschen Behörden, als das Lazarett von Russen frei wurde, geschlafen haben – wenigstens ist das die Meinung des Dolmetschers Prof. Freymann, der immerhin viel hört u. sieht.

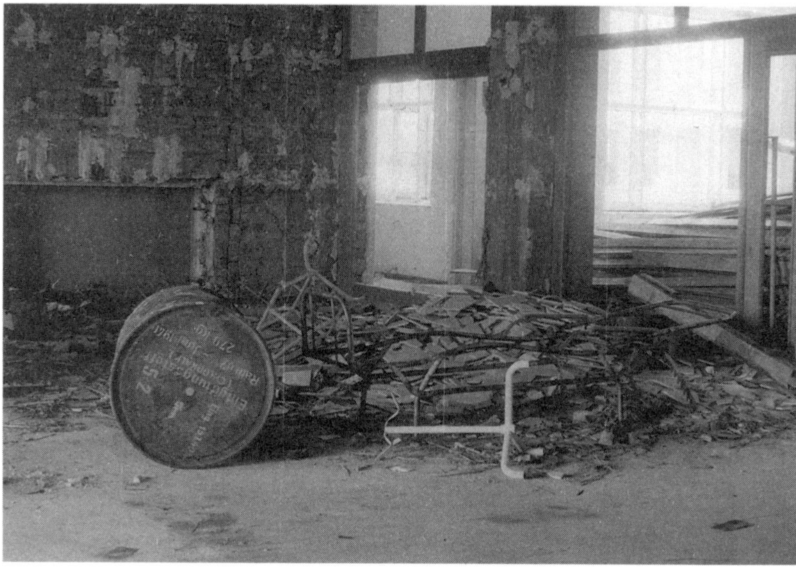

17.3. Irmgards Geburtstag. Was könnte man schenken, wenn es nach den Bedürfnissen ginge! Wie nötig braucht Irmgard allein Unterwäsche. Ein Brief von Burchard, der gestern ankam, kündigt ihr einige Stücke an. Ob sie bis Greifswald gelangen werden?
Da im Wintergärtchen alle Pflanzen erfroren sind, auch die härtesten, war ich glücklich, einige Töpfe mit Farnpflanzen u.s.w. durch das Wohlwollen von »Dornröschen« zu bekommen. Dazu etwas friedensmäßiges Briefpapier aus dem Geheimschrank des alten Hartmann – das schmückte den Geburtstagstisch. Das Schicksal schickte gestern einen Bauern ins Haus, der aus Dankbarkeit für eine schnell geheilte Ischias eine Flasche mit richtiger Sahne brachte. So gab es am gestrigen Sonntag einen Geburtstagskaffee, der mit größtem Genuß geschlürft wurde. Frau Wendorff war einziger Gast.
Heut war die Oberin Troschke – wiederum zu einer Tasse »Echten« – bei uns. Erzählte u.a. von der Familie ihres Bruders, die im Westen, 9 Personen zählend, in einem einzigen Zimmer haust.

18.3. Es lässt mir keine Ruhe, daß man das ehemalige Luftwaffenlazarett demontiert und in die Luft sprengen will. Alle Instanzen haben angeblich umsonst Eingaben gemacht. Aber wann? Zu spät. Und wie?

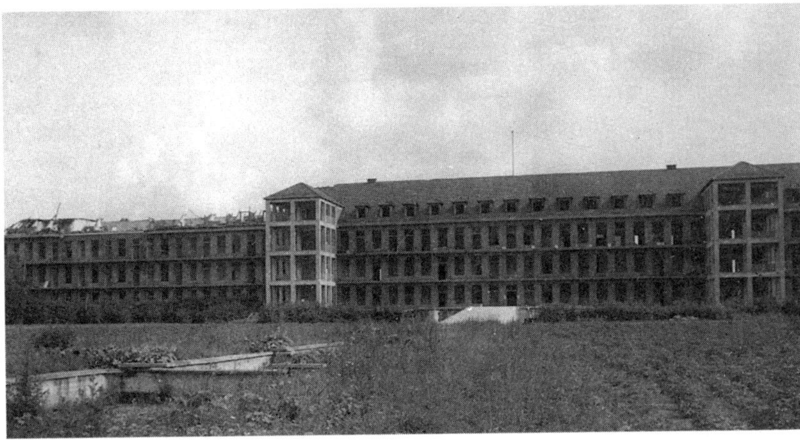

Das Greifswalder Luftwaffenlazarett während (linke Seite) und nach der Demontage und Entkernung 1947

Unwirksam. Die Landesregierung hat die Eingabe mit 14 anderen Objekten verquickt, so daß die Bearbeitung bei der SMA Wochen beanspruchen muß. Inzwischen ist der Demontierungsbefehl gegeben und wird beschleunigt durchgeführt. Ich faßte den Plan eines Telegramms an Marschall Sokolowski, sprach heut Morgen mit Mirski und dem neuen Stadtkommandanten darüber. Sie waren nicht ablehnend. Sie ihrerseits könnten nicht direkt an den Marschall telegrafieren. Aber der Rektor der Universität... Es handle sich ja um ein Krankenhaus, nicht um eine Waffenfabrik. Da sei die Rücknahme eines Befehls nicht undenkbar. Mirski sagte: Man muß klopfen, sonst wird die Tür nicht aufgemacht – das ist anscheinend ein russisches Sprichwort. Mit diesem Ergebnis ging ich zum Kurator und bewog ihn, sofort mit mir zusammen ein langes Telegramm an Marschall Sokolowski aufzusetzen. Unsere verantwortlichen Leute haben geschlafen. Es ist in dieser Sache schon 20 Minuten nach 12.

Seit 3 Tagen taut es nun zunehmend. Endlich! In Greifswald herrscht 19.3.
unglaublicher Schmutz. Der »Platz der Freiheit« (früher Hohenzollernplatz, dann Platz der SA, dann Theaterplatz) ist in einen See verwandelt, bei dessen Durchquerung man bis über die Knöchel im Wasser watet. Aber alles freut sich, daß nun der Frost gebrochen zu sein scheint.

In der Zeitung steht eine Notiz, die so recht zeigt, wo wir deutschen Menschen stehen. Das kostbare neue Medicament aus Schimmelpilzen, das Penicillin, wird noch nicht in derartigen Mengen erzeugt, daß es von den Westmächten der deutschen Bevölkerung geliefert werden könnte. Auch könnte Deutschland es wohl nicht bezahlen! Nun ist festgestellt worden, daß dieser Wirkstoff den Körper des damit behandelten Kranken unverändert durch die Nieren verläßt. Und schon hat man ein Verfahren, ihn aus dem Harn wiederzugewinnen. Daraufhin hat die amerikanische Besatzungstruppe den großherzigen Befehl herausgegeben, daß der Harn von amerikanischen Soldaten, die mit Penicillin behandelt werden, zur Wiedergewinnung dieses Mittels und zur Behandlung der deutschen Zivilbevölkerung zur Verfügung gestellt werden darf. Ganz sachlich gesehen, ist dies eine wirkliche Hilfe für die Deutschen. Und doch! Die Unverblümtheit, mit der man uns den Urin der tripperkranken amerikanischen Soldaten schenkt, kennzeichnet, mit welcher Selbstverständlichkeit der Deutsche als Paria angesehen wird.
Auf der Moskauer Konferenz scheint die Stimmung etwas versöhnlicher.

20.3. Heut ist in den meisten Leitungsrohren unseres Hauses das Eis geschmolzen. Wir freuen uns unserer endlich wieder benutzbar gewordenen Toiletten und daß kein neuer Wasserrohrbruch zum Vorschein kam. Sitzung des Vorstandstorsos der Gesellschaft der Freunde und Förderer der Universität. In einem kleinen Raum des Physikalischen Instituts, in dem Seeliger einen leistungsfähigen Glühkörper aufgestellt hat. Es war so warm, daß man seinen Mantel ausziehen konnte. Es wurde beschlossen, die Gesellschaft neu zu beleben und zunächst mit Mitteln aus dem Notopfer der Universität die Forschungsanstalt Hiddensee zu erhalten.

21.3. In hohen Soldatenstiefeln stapfte ich heut mit Herrn Pridöhl von der Kreisbank und unserem Heizer Gristow nach Ladebow. Dort hat eine Firma Schünke aus Stettin mit geretteten Werkzeugmaschinen in einer Autohalle des ehemaligen Flugplatzes eine Motorenreparaturwerkstatt eingerichtet. Dort ist das Auto in Reparatur, das mir die Kreisbank 4ter oder 5ter Hand verkaufen will. Es ist ein kleiner DKW mit einem Opelmotor – und sieht »für heutige Zeit« ganz manierlich aus. Was wichtiger ist: die Schünkesche Werkstatt macht einen guten Eindruck, so daß man hoffen darf, der überholte Opelmotor möge gebrauchsfähig aus ihr hervorgehen. Wir gingen zurück links des Ryck durch das Rosental. Dabei geht man eine Strecke weit an dem ehemaligen Flugplatz entlang. Was liegt dort an zerstörtem Material! Flugzeug- und Motorenteile, unzählige Kabelstücke. Wie wenig industriell unser Städtchen ist, zeigt sich daran, daß das dort so liegen bleibt. Vielleicht darf es auch von Civilisten nicht angerührt werden! Es ist ja ehemaliges Kriegsmaterial. Ein Jammer ist, daß die tadellosen Kasernenbauten, auch die schönen Wohnhäuser für Offiziere und Unteroffiziere in den nächsten Wochen gesprengt werden sollen.

Der Direktor der Fabrik für landwirtschaftliche Maschinen in Neu- **22.3.**
brandenburg schickt – nach gestern erfolgter telefonischer Ankündigung – ein Auto, daß mich zum Consilium am Krankenbett seiner Frau holen soll. Verabredungsgemäß sollte ich um 10 h morgens hier abfahren. Der Wagen kam mit Achsenbruch hier an. Es dauerte bis 15 h, ehe der Abgesandte des Herrn Schmidt hier einen anderen Wagen gechartert hatte – den Betriebswagen des Autoschlossers Frähn. Da die Straße über Jarmen noch stellenweise durch vergletschernde Schneeschanzen unpassierbar sein soll, fuhren wir über Anklam-Friedland. So mußten wir an dem Dorf Genskow vorbeikommen, das zwischen Friedland und Neubrandenburg, etwa 1 km seitwärts der Strasse liegt. Dort wohnt der Schwager unserer Haushilfe, den zu besuchen für sie bei den heutigen Verkehrsverhältnissen ein schwieriges und zeitraubendes Unternehmen ist. Um die seltene Gelegenheit auszunutzen, bat ich Herrn Bock – so hieß der Prokurist von Herrn Schmidt – Frl. Anna als 5te Person in dem kleinen 4sitzigen Wagen mitzunehmen, wozu er nach einigem Zureden bereit war.
Auf meine Bitte wurde in Karlsburg Station gemacht. Dort ist nämlich gestern die von Dr. Jäger empfohlene Sekretärin des zukünftigen Diabetikerheimes, Frau Supplit, mit einem Lastauto aus Berlin eingetroffen. Ich wollte sie begrüßen und einen Blick auf die von ihr eingekauften Gegenstände werfen. Sie hat 17 alte Bettstellen erworben, allerlei Geschirr, Kochtöpfe, Aluminiumlöffel, Stühle – kurz

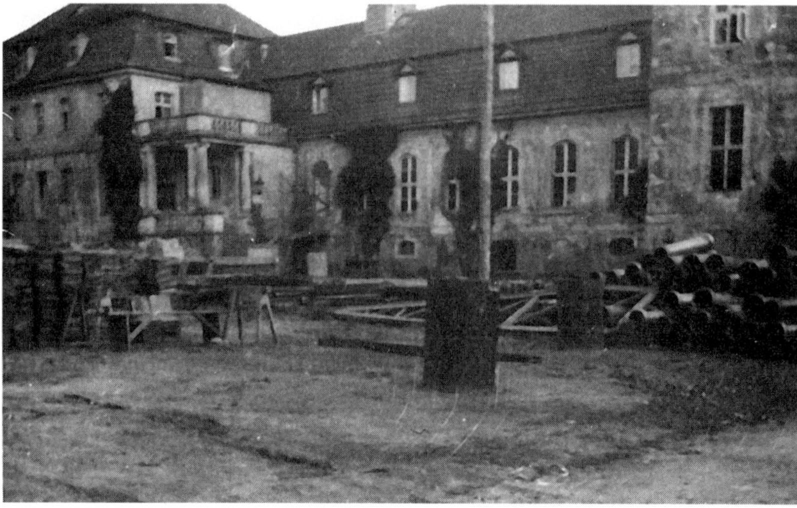

Schloß Karlsburg während des Umbaus zum Diabetesinstitut 1947

den Beginn einer Einrichtung. Dazu hat sie ihr uneheliches, ihr Lebensglück bedeutendes Kind und eine ältliche Hüterin für dieses mitgebracht. Ich fand sie – von der Reise erkältet – inmitten großer Unordnung, besprach vorläufig einiges mit ihr. Ich stellte fest, daß ein Flüchtlingstischler, den ich seit einiger Zeit angestellt habe, sehr brav arbeitet, indem er Ruinen von Schränken und Tischen aus dem gräflichen Besitz wiederherstellt und auch neue Betttische für Kranke nach meinem Modell ein wenig klobig, aber ganz brauchbar anfertigt.

Ziemlich entsetzt war ich, als ich den ehemaligen Bibliothekssaal betrat. Ich hatte telefonisch gestattet, daß dort morgen – zum letzten Mal – eine Veranstaltung der Freien deutschen Jugend, diesmal mit Theaterspiel stattfinde, nachdem der Saal zu allerlei mehr oder weniger alkoholischen und wüsten Veranstaltungen beansprucht oder mißbraucht worden war. Für diese Veranstaltung hatte man eine Bühne mit Kulissen gebaut – aber wie: aus herausgebrochenen Zimmertüren und Schranktüren. Eine schöne Mahagonischranktür mit Klavierverschluß war auch verwendet und – wie der Zweck es erforderte – mit groben Nägeln durchbohrt. So daß ich die Wiederholung des Festes in 8 Tagen, um die man mich bat – verbot.

Direktor Schmidt in Neubrandenburg hat das Glück, daß die Gebäude seiner dortigen Fabrik (er besitzt deren noch 2 andere) fast unversehrt sind, im Gegensatz zu der total zerstörten Innenstadt. Er hat ferner das Glück, daß er in der Zeit als Leute in seiner Stellung mit mehr oder weniger Druck eingeladen wurden, in die NSDAP einzutreten, gerade einen relativ belanglosen Krach mit dem Kreisleiter hatte. So entging er der Mitgliedschaft in der NSDAP und ist von den Industriellen in Neubrandenburg der einzige, der auf seinem Posten blieb.
Seine von einem Internisten und einem Chirurgen unter fraglos falscher Diagnose (als Gallensteinkranke mit Ischias) behandelte Frau wird in meine Klinik kommen.
Schmidts wohnen nicht in ihrer einstigen Villa, sondern behelfsmäßig in einem Fabrikgebäude. Es ist eine winkelige »Behelfswohnung«. Zeitgemäß: in der Toilette werden Küken gezogen. Aus den Zimmern blickt man auf einen großen freien Platz, auf dem Baumstämme vor dem Abtransport gelagert werden: Torsen von herrlichen Eichen und Buchen. »Ich kann kein Holz mehr sehen!«, beteuert Herr Sch. Wohl 6 Mal während der Unterhaltung. Die Ausrottung des deutsches Waldes bewegt selbst Menschen, die wenig Beziehung zu ihm hatten.
Herr Schmidt erzählt, daß seiner Fabrik (für landwirtschaftliche Maschinen!) von einem Demontage- oder Beutekommando 96 überladene Güterwagen entnommen wurden mit Werkzeugmaschinen und ganz besonders mit Ersatzteilen (die jetzt so bitter nötig wären, da sie in der sowjetischen Zone nicht hergestellt werden können). Diese Güterwagen sind dann nur bis nach Ostpreußen an die russische Grenze gerollt. Dort hat man festgestellt, daß anscheinend die Demontage zu Unrecht erfolgt, jedenfalls die Transporte nicht mit den »richtigen« Papieren oder Dokumenten versehen waren. Daraufhin hat man die Güterzüge nicht zurückgeschickt, sondern an der Grenze entleert und dem Verkommen und Gelegenheitsraub preisgegeben.

23.3. Abends war Lüttringhaus[125] mit Frau bei uns. Er hat einen Ruf nach Halle, schilderte wie ein Wirtschaftsbericht von ihm durch einen Zeitungsreporter in eine ganz gegensätzliche Darstellung pervertiert und veröffentlicht wurde.

Gespräch mit Oberbürgermeister Hoffmann am Telefon wegen des Luftwaffenlazaretts. »Wir haben alles getan«, es sei »sogar« ein Telegramm an Marschall Sokolowski geschickt. Der Kurator hat nämlich auch seinen Namen unter das Telegramm gesetzt …

24.3. Mich besuchte die Gattin des Majors, der die Pferdeverteilung regelt. Ich bat Karlsburg mit einem Pferd zu bedenken …
Nachmittags Senatssitzung. Es wird Stroh gedroschen. In der Frage Luftwaffenlazarett ist allen vernünftigen Senatsmitgliedern deutlich, daß man geschlafen hat. Ich regte an, bei dem Demontage-Kommando den Stand der Dinge und Kompetenzen zu erfragen.
Mir begegnet Bürgermeister Rau. Ich äußere mich über die bevorstehende Sprengung des Luftwaffenlazaretts. »Wir haben alles getan!« »Sogar Marschall Sokolowski telegrafiert!« …

25.3. Ein großer Teil des Tages verging mit Bemühungen um das Luftwaffenlazarett. Zusammen mit Rektor und Dekan suchte ich nach dem Demontagekommando. In der Schwerin-Kaserne fanden wir schließlich einen kleinen Kapitan, der sich durch die an sich übliche Verschwiegenheit ganz besonders hervortat und seine vorgesetzte Dienststelle, nach der wir fragten, nicht nannte. Wenn man den alle Vorstellungen übertreffenden Mangel an Wohn- und Nutzbauten in Deutschland und allein in dem überfüllten Greifswald vor Augen hat und dann sehen muß, wie die schönen modernen Kasernenbauten, die zahllosen Flüchtlingen und Betrieben Unterkunft bieten könnten, »demontiert« werden, so krampft sich förmlich das Herz zusammen. Es ist nur ein kleiner Stab von jüngeren Offizieren, der die Demontage leitet. Die Durchführung ist den Greifswalder Firmen und Handwerkern übertragen, die durch kurzfristige Termine zu großer Eile angehalten werden.
Nachmittags war ich noch mit dem Rektor in gleicher Sache bei dem neuen politischen Offizier Kapitan Mendeljewitsch,[126] der kommissarisch zugleich den nach Schwerin versetzten Mochnow[127] und den nach Berlin kommandierten Major Pschenitzin (von der Kreiskommandantur) vertritt. Es war angenehm, mit ihm zu verhandeln, weil er gescheit ist und ausgezeichnet deutsch spricht. Er ist Bauingenieur und hat als solcher nicht nur viele deutsche Werke stu-

diert, sondern auch eifrig mit einer aus Wien stammenden Lehrerin sich um deutsche Sprachkenntnisse und einen einwandfreien Akzent bemüht. Seine Diplomarbeit hatte als Thema: ein Düngemittelkombinat. Das zwang ihn zur Beschäftigung mit Chemie. Und auch hier stieß er auf deutsche Bücher und Autoren, die er studierte – so daß er in den Deutschen nicht nur »Faschisten« sieht. Herr M. führte für uns mehrere Telefongespräche. Resultat, die Sache ist sehr verfahren. Und die deutschen Stellen haben sich zu spät geregt, oder besser gesagt, zu lange geschlafen, besonders wohl Schwerin.
Das Telegramm an Sokolowski scheint immerhin gewisse Wirkungen zu haben. Jedenfalls ist infolge dieses Telegramms ein Major Schuchmin[128] von Schwerin nach hier unterwegs. Er hätte schon heute Vormittag eintreffen sollen. Warum er bis zum Abend noch nicht hier war, ist nicht festzustellen gewesen.

Major Schuchmin hat erklärt, eine Unterbrechung der Demontage des Luftwaffenlazaretts liege jetzt nicht mehr in der Macht des Marschalls Sokolowski, denn es handle sich um eine Angelegenheit des Kontrollrats. Es ist also definitiv zu spät, auch nur das Gebäude zu retten. **26.3.**
Dr. Pietruschka teilt mit, daß mein Oberarzt Lühr ebenso der Oberarzt der chirurgischen Klinik[129] – fristlos zu entlassen sind.

Abends mit Irmgard bei Seeligers. Auch Prof. Schwarz war da. Unterhaltung über die Stigmatisierte von Konnersreuth, Therese Neumann,[130] wozu ein Aufsatz in den »Berliner Heften« von einem sehr katholischen Freiherrn v. Aretin[131] den Anlaß gab, er ist – offenbar mit vielen anderen – davon überzeugt, daß Therese Neumann, die der heiligen Therese nacheifert und wohl eines Tages auch heilig gesprochen werden wird, seit dem Weihnachtstag 1926 hungert, d.h. keinerlei Nahrung zu sich nimmt. Seeliger regt diese Frage sichtlich auf. Das »Credo quia absurdum« treibt selbst bei Wissenschaftlern Blüten – wie nach dem ersten Weltkrieg. Schwarz hatte, in Erwartung dieser Unterhaltung, das aufschlussreiche psychiatrische Gutachten von Ewald aus dem Jahr 1927 mitgebracht, aus dem hervorgeht, daß Therese schon vor ihren religiösen Exaltationen wegen hysterischer Lähmungen, die sie bei einer Feuersbrunst bekam, **27.3.**

100% Unfallrente bezog – und vielleicht noch bezieht. Neben der religiösen und der psychiatrischen Seite dieses Phänomens gibt es eine dritte: die katholisch propagandistische, die den Schwindel an der entstehenden Legende unterstützt oder sogar fabriziert.

28.3 Seit 3 Wochen tagt die Moskauer Konferenz und kommt zu keinen Entscheidungen. Das meldet der Rundfunk wieder auch als Ergebnis des heutigen Tages. Kein Wunder, daß von Überreizung der Delegierten und krisenhafter Spannung gesprochen wird.
Ich versuchte auf alle Weise für morgen ein Auto nach Garz zu bekommen. Es gelang nicht, da viele – von den wenigen vorhandenen – Wagen zum »Katastropheneinsatz« in das Überschwemmungsgebiet des Oderbruchs geschickt sind, der Rest aber bis zum 16.3. dem Demontagekommando zur Verfügung gestellt werden mußte.

29.3. Briefe von Helga und Harald Kügelgen,[132] in denen sie einiges auch über Burchard schreiben.
Abends war Prof. Nushag, der neue Dekan der Landwirtschaftlichen Fakultät bei uns. Er war vordem Tierarzt in Demmin und guter Waidmann. Er verdankt seine Freiheit von politischen Belastungen dem Umstand, dass er als Kreisjägermeister oder als Sachverständiger aufrecht und korrekt sein Urteil abgab, als der Pommersche SA-Führer Friedrich einen guten Hirsch gewildert hatte. Wir unterhielten uns natürlich und vernünftig. Frau Nusshag ist geborene Berlinerin, hat in der Gegend des Treptower Parks ihre Jugend erlebt.

30.3. Sonntag. Der »neue« Leiter der Augenklinik, Prof. Jahnke,[133] hat heut den Dekan antelefoniert, er »ginge« wieder nach Berlin (nachdem er hier billig den Professor erworben hat!). »Unbelastete« seines Alters seien gesucht wie die »warmen Semmeln«. Gründe zu seiner plötzlichen Kündigung: 1) Prof. Schwarz (Nervenklinik) ist nach 1 Semester Lehrtätigkeit zum o. Prof. ernannt, Jahnke noch nicht. 2) Jahnkes Konflikt mit seiner Klinikskköchin hat dazu geführt, daß diese sich aufgehängt hat. Der Betriebsrat hatte die Partei der Köchin ergriffen … Ein Beitrag zum Thema: Professoren aus Notlage oder aus der Gruppe der »warmen Semmeln«.

Herr Krüger[134], der auf den Lehrstuhl für Otologie berufen, war auf 1 Tag aus Hamburg hier. Er »rechnet« damit, daß im Juni die Zonengrenzen aufgehen. Wenn man die Radioberichte aus Moskau hört, ist man dessen noch keineswegs sicher.

Der Kurator fordert heut diejenigen Assistenten, die noch nicht dem Gewerkschaftsbund beigetreten sind, auf, ihren Beitritt nunmehr zu erklären. Also »freiwillig« unter dem Druck eines hohen Vorgesetzten! Anderseits will man nicht wahrhaben, daß in der Hitlerzeit der Beitritt zu Gliederungen der NSDAP oder der Eintritt in die NSDAP selbst »unter Druck« erfolgt sei. **31.3.**
Irmgards Mitschülerin Margarte Westphal, die sie seit ihrer Kindheit nicht mehr gesehen hat, ruft abends um 22 Uhr vom Bahnhof an: sie sei als »Gesundheitsschwester« unterwegs als Begleiterin einer Irren, die sie in die Anstalt Ückermünde bringen soll und sei nun heute Abend in Greifswald stecken geblieben. Wir bringen sie und ihre »Irre« für eine Nacht in meiner Klinik unter.

Es ist schwer vorwärts zu kommen. Mein Krankenhaus hat nun schon mehrere Wochen kein Heiz- und Brennmaterial. Auf Heizung – die in normalen Zeiten noch als erforderlich gelten würde – kann jetzt verzichtet werden, denn die Aussentemperatur ist milder geworden. Aber die Großküche des Universitätskrankenhauses muß kochen! Dafür braucht sie täglich 6 Raummeter von dem frisch gehauenen Holz, das uns »erlaubt« ist unter Einsatz der männlichen Angestellten des Krankenhauses im Eldenaer Hain zu schlagen. Es sind im ganzen 10 Männer, die zur Verfügung stehen. Sie gehen für 4 Tage die Woche ins Holz, fehlen im Krankenhausbetrieb und leisten beim Holzeinschlag nicht entfernt dasselbe wie geübte Waldarbeiter. Zudem fehlt ihnen gutes Handwerkszeug. Da sie die Nutzholzteile für Reparationszwecke abgeben müssen, schaffen sie pro Tag etwa 8 Raummeter. So können wir knapp kochen, wenn an vier Tagen im Holz gearbeitet wird. Einen täglichen Kampf kostet es dann noch, das eingeschlagene Holz zur Klinik zu befördern, da alle Pferde für die Russen Langholz fahren und die Zugmaschinen keinen Brennstoff haben. Wie soll das weitergehen, ließ ich den Kurator durch meinen Oberinspector fragen. Antwort: ich weiß es nicht. **1.4.**

2.4. Herr v. Hagen,[135] Güterdirektor der Universität und Vertreter des Kurators, hat auf einer Reise nach Berlin Erschütterndes aufgedeckt. Die Freigabe von Kasernenbauten für Friedenszwecke sollte vor ½ Jahr in Berlin auf einer Besprechung erörtert und unter Vorlage von Zeichnungen, d.h. Lageplänen und Begründungen beantragt werden. Auf dieser Besprechung ist man seitens der S.M.A. auf viele Wünsche eingegangen. Die Provinz Brandenburg hat die Erhaltung und Nutzbarmachung einer sehr großen Zahl von Kasernenbauten erreicht. Mecklenburg – als einziges Land der Sowjetzone – fehlte auf dieser Konferenz. Nachlässigkeit? Schläfrigkeit? Oder weil die Begründungen noch nicht bearbeitet waren. Jedenfalls darf man wohl von einem erschütternden Versagen der Regierungsstellen sprechen. Die Güterverwaltung der Universität wird ab heute etwas Butter (statt der von mir beantragten Milch!) an das Krankenhaus liefern: 1 gr pro Tag und Kopf! Das ist für den einzelnen nicht gerade viel. Anderseits wirft mein Verwalter mit Recht die Frage auf: wohin sind diese Buttermengen bisher gegangen?

3.4. Heute sollte nach telefonischer Verabredung das Auto von Nachapetow[136] mich nach Bad Elster bringen. Irmgard ist eingeladen, mich zu begleiten. Es war heut schönes Frühlingswetter und die Reise hätte ganz hübsch sein können. Da ich inzwischen weiß, was eine russische Verabredung ist, hatte ich mich heut noch nicht für die Reise angezogen und noch Verschiedenes (Examenstermin etc.) vorgenommen. Bis zum Abend kam das Auto nicht. Ein vormittags angemeldetes dringendes Telefongespräch und ein abends um 9½ angemeldetes Blitzgespräch (das gibt es seit ganz kurzer Zeit wieder, weil die Post verdienen will) kamen nicht durch.
Ich habe beschlossen, den Urlaub vom 3. bis 16., den ich für die Reise nach Bad Elster erbeten habe – in Greifswald zu verleben. Die letzte Zeit war trotz der akademischen Ferien recht anstrengend, weil die Sprechstunden sich oft bis 16 Uhr hinzogen.
Der englische Rundfunk äußert sich heute Abend noch immer sehr pessimistisch über die Möglichkeit einer Einigung in Moskau.

5.4. Ich hatte vor, meine »Elster-Ferien« dem Diabetesbuch zu widmen. Ein Brief des alten Springer aus Heidelberg versorgt mich indes-

sen mit einer Zwischenbeschäftigung. Das 2bändige Lehrbuch der Inneren Medizin wird neu aufgelegt. Ich soll meine beiden Abschnitte deshalb neu bearbeiten und auch den kurzen Abschnitt von Schittenhelm[137] über Krankheiten durch Radium- und Röntgenstrahlen zur Neubearbeitung übernehmen. Der Brief war 6 Wochen unterwegs, als Termin für die Neubearbeitung wird Anfang Mai vorgeschlagen!
Schneller ist im Vergleich ein Brief von Prof. Lublin[138] aus La Paz gelaufen, der sehr herzlich unter dem 12. Februar schreibt. Seine 76 Jahre alte Mutter ist vergast worden.

Ostersonntag. Es gab morgens für jeden 2 Eier! Irmgards Hühner haben in den letzten Tagen angefangen zu legen – eine Wirkung des milderen Wetters, denn in diesem harten Winter litten die Tiere wirklich Not. Ein Patient schenkte mir zudem 5 Eier, so daß wir den Festtag richtig mit Ostereiern beginnen konnten. Wieviel sinnvoller werden Sitten durch Rückkehr zu primitiven Verhältnissen! Früher konnte man zu jeder Jahreszeit Eier kaufen; sie waren allenfalls im Winter ein paar Pfennige teurer. **6.4.**

Abends waren wir bei Felix. Irmgard sah deren Wohnung zum ersten Mal. Sie haben uns bisher aus Heiz- und Lichtnöten nicht einladen können. Noch jetzt haben sie im allgemeinen vor 22 Uhr abends kein Licht. Nur den Ostertagen zuliebe wurde heut der Strom schon um 20 h eingeschaltet. **7.4.**

Es ist eine alte Erfahrung, daß man als Kliniker Urlaubstage nicht am Ort seiner Tätigkeit verbringen kann. Ich habe das auch früher nie getan. Nur jetzt entschlossen wir uns – faute de mieux – dazu. Wohin sollte man auch reisen in unserer Zone. Zudem ist die Lebensmittelversorgung zu Haus noch am günstigsten. Aber die alte Erfahrung besteht trotzdem auch jetzt zu Recht: die Störungen reißen nicht ab. Das Telefon ruht selten eine volle Stunde. Und heute: vormittags bat mich – sehr höflich durch Mirski vermittelt – die Frau des neuen Stadtkommandanten; während nachmittags der Chefarzt des Marinelazaretts in Swinemünde (jetzt Swineutje) [mich] im Auto zu einem Typhuskranken holte. Der prominente, in **8.4.**[139]

seiner Adynamie sehr mutlos gewordene Patient war der russische Flottenarzt mit Standquartier in Pillau. Ein Typhus in der zweiten Woche mit etwas schwachem Puls und starker toxischer Anämie. An dem Swinemünder Lazarett arbeitet ein Kreis recht interessierter Ärzte. Man bewirtete mich mit echtem Kaffee und 4(!) Setzeiern. Zum Schluß wurde mir noch der politische Offizier des Lazaretts vorgestellt. Bis über den polnisch-russischen Schlagbaum geleitete mich der Chefarzt (Traganowski?)[140] persönlich. Das Passieren ging glatt, wenn auch nicht ohne längeres Palaver am russischen Posten, weil ich natürlich keinen Passierschein hatte.

9.4. Frau Engel besuchte uns. Sie hält sich tapfer, lebt von ihrem Garten, ihrer Ziege, ihren Hühnern und sammelt Entlastungszeugnisse für ihren Mann, auf dessen baldige Entlassung aus Neubrandenburg sie hofft. Da sie gar keine Geldeinkünfte hat – die Universität gibt ihr nichts – verkauft sie ab und zu einen Gegenstand durch Vermittlung eines jungen Mannes in Berlin – eine Uhr, eine Geige und so.
Beispiele für heutige landwirtschaftliche Regelungen: Eldenaer Bauern mit 10 Morgen müssen auf 2½ Morgen Gras und Klee säen, weil Gras und Kleesamen für Reparationen benötigt werden. – Im vorigen Herbst hatten die Bauern und Siedler ihre Kartoffeln schon winterfest eingemietet, als der Befehl kam, an bestimmten Orten alle Kartoffeln gesammelt abzuliefern. Dort wurden von der Kreisgenossenschaft riesige Sammelmieten angelegt – mit dem Resultat, dass in diesen spät und eilig, vielleicht auch nicht ganz kunstgerecht hergerichteten Großmieten die Kartoffeln erfroren und verfault sind. So kommt es, daß hier im pommerschen Kartoffelland selbst die Kartoffeln knapp sind. Meine Klinikspatienten erhalten seit Wochen nicht mehr als 200 gr Kartoffeln pro Tag– das ist gewiss wenig, wenn die Kartoffel das Hauptnahrungsmittel sein muß.

12.4. Während Oberschwester Ellen (aus Garz) bei uns sitzt und sich von der Reise erholt (Von Garz bis Stralsund mit d. Fuhrwerk von Sandhof, dann Vorbeilassen des völlig überfüllten Zuges von Schwerin, Weiterfahrt ab 2h nachts mit einem Güterzug, der heute mittag um 15 Uhr in Greifswald ankam!) – sprechen wir über die bevorstehende Eröffnung von Karlsburg. Dr. Mohnike, der nun gern dorthin

übersiedeln will, möchte für die Neueinrichtung Garz ausplündern, was verhindert werden muß.
Inzwischen kommt telefonisch durchgesagt ein dringendes Telegramm aus Sonthofen von Hanna Nette: »Ihre Wohnung beschlagnahmt, bitte sofort kommen oder Nachricht.« Irmgard – tapfer wie immer – beschließt hinzufahren, da ich wegen des bevorstehenden Beginns des Sommersemesters nicht fahren kann und keinen Urlaub erhalten würde (besonders nicht über die Zonengrenze!). Ausserdem plagt mich leider seit der Swinemünder Fahrt eine sehr schmerzhafte Wurzelneuritis der unteren rechten Halsnerven.
Heut stellte sich Dr. Schmidt[141] aus Düsseldorf vor, der ab Mai bei mir Assistent werden will. Mit ihm will Irmgard über die Grenze reisen.

Sonntag. Es ist herrliches Frühlingswetter. Irmgard kümmert sich noch tüchtig um ihren Garten – heute mit 2 Helfern, Hofarbeitern aus der Klinik. Sie bekommen je 1 M. 50 pro Stunde, ein warmes Mittagsessen und einen Schnaps – und sind sehr zufrieden. Schult berichtet sehr ausführlich über Garz und Karlsburg. **13.4.**

Unterhaltung mit einem Studenten, der bei mir famuliert. Er ist 4× kriegsverwundet, an beiden Armen beschädigt, hatte links eine Causalgie. Aber leidlich ist in beiden Armen wieder Funktion. Er ist verheiratet, hat ein Kind von 2½, eines von ¾ Jahren. Kurz vor der Besetzung Greifswalds im April 1945 hat er mit väterlichem Geld ein unfertiges Behelfsheim an der Loitzer Strasse mit etwas Land gekauft, hat es selbst zu Ende gemauert und existiert nun dort, wie er meint, ganz gemütlich, baut sein eigenes Gemüse. Versehrtenrente bekommt er nicht, obwohl er 66 % beschädigt ist nach offiziellen Gutachten. Dafür hat er neuerdings ein Stipendium. **14.4.**
Telegramm: Maschine trifft spätestens 15/4 ein, Verzögerung durch die Osterfeiertage. Oberstleutnant Nachapetow.
Meine Neuritis fließt im Plexus brachialis in unangenehmer Weise hin und her.
Irmgard will morgen mit Dr. Schmidt zusammen die Reise nach Hochweiler antreten.

15.4. Irmgard ist heut in aller Frühe mit Dr. Schmidt abgereist. Es ist glücklicherweise schönes warmes Wetter. Die Maschine kam nicht.

17.4. Der Rundfunk verkündet, daß der engl. Aussenminister Bevin am 22. Moskau verläßt. Nicht einmal über den österreichischen Friedensvertrag scheint eine Einigung zustande zu kommen. Erfolgreich kann man die Konferenz wirklich nicht nennen – auch wenn sie immerhin nicht mit einem Bruch unter den Siegermächten zu enden scheint. Eine weitere Konferenz soll in London im Juli sein. – Ein Konklave der großen Vier wäre wohl die einzige Möglichkeit, die notwendigen Kompromisse zu erzwingen.

18.4. Irmgard telegrafiert aus Braunschweig, daß sie glücklich die Zonengrenze überschritten hat. Sie wird wohl bei Frau Brunner sein.
Mit Herzberg u. Stolte Kommissionssitzung wegen Neubesetzung des Hygiene-Lehrstuhls.
Heut ist Helgoland in die Luft gesprengt worden.
Abends Vortrag von Prof. Jakoby im Kulturbund (mehr als 2 Stunden!) über objektiven, subjektiven und absoluten Geist. Die Forderungen des »absoluten Geistes« identifiziert er mit den Forderungen der »Demokratie«. Der absolute Geist ist zu allen Zeiten bei allen Menschen gleich.

19.4. Endlose Fakultätssitzung von 10.30 bis 14.30 – es ist ein lähmendes Aufderstelletreten, da die Fakultät mit Berufungen und Besetzungen nicht vorwärts kommt. Noch immer sind Pathologie und Pharmakologie unbesetzt und fehlen somit ganz grundlegende Fächer im Unterricht. Zahlreiche Studenten wandern von Greifswald ab – es würden noch mehr sein, wenn die Zulassung an andern Universitäten für sie nicht so erschwert wäre.
Felix hat einen Ruf nach Leipzig und denkt zum Herbst dorthin zu gehen.

23.4. Zwei Telegramme von Irmgard: Sie hat auf der Reise ihre Brieftasche mit Ausweisen eingebüsst und bittet um Ersatz an Loeseckes[142] Adresse. Zweitens: sie bittet um Abmeldung beim hiesigen Ernährungsamt mit entsprechender telegrafischer Nachricht nach dem Allgäu. »Sonstige Angelegenheiten verlaufen günstig.«

In Helgoland sind noch zusätzliche Sprengungen nötig. Der Aussenministerrat hat seine Abreise um weitere 24 Stunden verschoben. Anscheinend ist es wieder zu einem unerfreulichen Rencontre zwischen Molotow[143] u. Marshall gekommen.
Beginn der Vorlesungen!

Nach 45 Beratungstagen schließt heut die Tagung der Aussenminister **24.4.**
in Moskau. Das Resultat ist sehr mager, dürftiger als selbst von Pessimisten erwartet wurde. Immerhin ist der Weg für künftige Einigung unter den Siegermächten nicht verbaut. Das bleibt an Positivem. Im übrigen stagniert die Lage. Und die nächste Tagung soll nicht im Juli sein, wie es vor kurzem angegeben wurde, sondern erst im November in London.
Referateabend: Dr. Günther[144] über segmentäre Pneumonie. Dr. John[145] über die neurale Pathologie und Therapie Speranskys.

Um 9 h morgens ruft mich Nachapetow an, will mich sofort aufsu- **25.4.**
chen und sofort nach Bad Elster mitnehmen! Er ist gestern Abend nach 12 Uhr mit seinem Auto angekommen und spricht schon von dem Instrumentengeschäft Woelk aus, wo er Einkäufe tätigt! Ich bitte ihn, mich erst um 11 Uhr – nach meiner Hauptvorlesung – aufzusuchen. Er erscheint 11.45 – lebhaft wie immer. Wir vereinbaren schließlich, daß heute Lühr – der ja beschäftigungslos ist – als mein Vertreter mit ihm fährt. Lühr ist ihm von der vorjährigen Fleckfieberkampagne her sympathisch, auch stößt sich N. nicht daran, daß Lühr wegen seiner Mitgliedschaft bei der SS hier fristlos entlassen wurde.
N. will für Elster 5–7 Professoren oder beratende Ärzte einsetzen – ich soll Chef des Chefs sein und – wie mir scheint – vor allem meinen Namen dafür hergeben, damit Bad Elster für Krankheiten der Verdauungsorgane zuständig wird! Ich habe zugesagt, in der Pfingstzeit nach dort zu kommen und gebeten, mich am 15. oder 16.V. abzuholen. Man muß abwarten, was aus dieser Verabredung wird.[146]

Gestern wurden eine Anzahl meiner Angestellten, insbesondere **29.4.**
Schwestern, die in der Frauenschaft oder in der Partei waren vom städtischen Entnazifizierungsausschuss geprüft – ohne daß man ih-

nen das Resultat der Prüfung sagte. Der Eindruck war, daß dieser Ausschuss, der nun schon lange Betriebe durchprüft, sehr ermüdet wirkte.
Nachmittags besuchte mich der sehr intelligente und aktive, freilich auch nervöse Herr Kreuz, Direktor der Zuckerfabrik in Jarmen. Er war sehr deprimiert über die Aussichtslosigkeit aller Dinge in Deutschland.

1.5. Großer Ummarsch. Die Universität sammelt sich dazu auf dem Hofe des Universitätskrankenhauses. 4 meiner Assistenten marschieren mit. Gestern war eine Feier im Theater, zu der schon früh keine Eintrittskarten mehr zu haben waren. Herr Hugo Pfeiffer[147] hat eine Rede gehalten, in der er die illegale Arbeit seiner Gruppe in Greifswald schilderte und dann die Vorgänge bei der kampflosen Übergabe der Stadt. Er wiederholte seine Behauptung, daß der Stadtkommandant (sein Name wurde anscheinend nicht genannt) von seiner Gruppe gezwungen worden sei, von einer Verteidigung der Stadt abzusehen. So steht es auch in der Zeitung.

2.5. Pastor Wellmann[148] stirbt an Lungenkrebs in meiner Klinik mit wundervoller bewußter Ausgeglichenheit, ja Heiterkeit. Auch seine Frau, die mager und elend aussieht, hat prachtvolle schlichte Haltung – diese Frau hat im Krieg ihre 3 Söhne verloren.

3.5. Nachmittags mit Pichler und Dragendorff[149] bei Herzbergs zum Kaffee. Anschließend ging ich mit Herzberg in den Documentarfilm über den Nürnberger Prozess.
Irmgard drahtet, daß sie über München (mit Abstecher zu Neumanns) am 6. nach Hamburg fährt.
Ein erstes Paket von Rodriguez Olleros aus Hato Rey (Puerto Rico) kam heut an: Makkaroni, Zucker, etwas Kaffee, Kakao, 4 Päckchen amerikanische Zigaretten.
Der Gynaekologenkongress in Rostock, der am 17./18. Mai stattfinden sollte, ist auf Befehl von Berlin abgesagt. Ich hatte glücklicherweise für mein Referat noch wenig gearbeitet. Es ist dies der 4. medizinische Kongress in 6 Monaten, der in letzter Minute abgesagt oder abbefohlen wird.

Herr Heubner (als Berliner Dekan) schreibt mir: ... »Die Entwicklung der letzten Zeit ist garnicht nach meinen persönlichen Wünschen gelaufen. Offensichtlich sind bei den verantwortlichen Leuten der Kommandanturbehörde der Besatzungsmacht irgendwelche, für mich nicht recht durchschaubare Hemmungen vorhanden, Sie von Greifswald nach Berlin zu lassen; jedenfalls sind unsere Bemühungen keinen Schritt weitergekommen. Da auch keine Aussichten zu sein scheinen, daß die Schwierigkeiten in Kürze überwunden werden, hat die Fakultät in ihrer ersten Sitzung jetzt zu Beginn des Semesters den Beschluss gefaßt, auf Ihrer Berufung nicht weiter zu bestehen, sondern im Interesse einer baldigen Besetzung der Klinik noch an anderer Stelle Umschau zu halten.« **5.5.**
Langer Brief von Büchi (No. 30)
Gestern ist der alte Hartmann, Seniorchef des Buchverlages Gebr. Mann, ziemlich plötzlich in seiner Wohnung verschieden.

Frau Pannhorst sitzt abends bei mir. Sie ist – mit Zonenpass – herübergekommen, um in Berlin für ihren Mann Instrumente einzukaufen und hier noch einiges an Möbeln und Hausrat zu retten. Letzteres scheint kaum möglich – andere haben längst die Dinge in Benutzung – soweit sie noch in Greifswald sind. Prof. Pannhorst[150] betreibt eine einfache Landpraxis in Meldorf in Holstein, nicht weit von Brunsbüttelkog. Er erwartet demnächst sein Entnazifizierungsverfahren vor der Spruchkammer. **6.5.**
Irmgard reist heut nacht von München nach Hamburg.

Herr Briest[151] in der Sprechstunde. Er wohnt zwischen kleinen Siedlern, denen es schlecht geht. Ihre Stimmung ist dumpfe Duldsamkeit. **7.5.**
Wie die Zeitung meldet, ist der fast 90jährige Eckener[152] nach Lakehurst (Amerika) verpflichtet, um dort Luftschiffe des Zeppelintyps zu bauen. Deutscher Erfindungsgeist in der Sklaverei.

Ein Tag mit viel Zeitverlusten. Um 15 Uhr in der Aula der Universität Betriebsratssitzung, die seitens des Kurators als Dienst bezeichnet war. Auch der Rektor bat dringend um Teilnahme. Der Betriebsrat Vierk[153] gab einen sehr allgemein gehaltenen Jahresbericht. Dann wurde zur Aussprache aufgefordert. Auch ein Gewerkschaftsfunk- **8.5.**

tionär aus Berlin, viel gewandter als Vierk, ermunterte zu Aussprache und Kritik; es kam keine Aussprache zustande.
Anschließend Senatssitzung mit dem Thema: Mangel der Landwirtschaftlichen Fakultät an Gebäuden.
Dann machte ich einen Krankenbesuch bei Herrn v. Hagen, der eine Art Wurzelischias hat. Er wohnt bei Frau Lange, am Graben.
Und schließlich ein Vortrag von Herrn Mendeljewitsch über die sowjetische Gesellschaftsordnung. Herr M. sprach recht gut, in gutem Deutsch, sagte aber nichts Neues.

11.5. Sonntag. Nachdem ich bereits in Sorge war, wann und wie Irmgard ohne richtigen Ausweis über die Zonengrenze zurückkommen würde, kam nachmittags ein Telegramm, das ihre Ankunft für heute Abend 23 Uhr 30 ankündigte. Hoffentlich hat sie keine zu strapaziösen Reisebedingungen gehabt. Von ihrer Ausreise gab mir Dr. Schmidt, der sich gestern hier zum Dienstantritt gemeldet hat, keine erfreuliche Schilderung: langer Nachtmarsch, 2 Stunden lang auf einem Bahnkörper, von Schwelle zu Schwelle – und in dieser Nacht überhaupt kein Schlaf. Am nächsten Tag wurde Irmgard in Braunschweig auf der Post Ihr Portefeuille mit Ausweisen und Geld aus ihrer mexikanischen Hirtentasche, die sie auf Reisen gern trägt, gestohlen.
Nachmittags besuchte mich die Medizinstudentin Frau Müller, geb. Klitzing und bat, ich möchte ihre jetzt aus Polen evakuierten Großeltern für 14 Tage in die Klinik aufnehmen, bis ein Unterkommen für sie gefunden sei. Zugleich berichtete sie von einer neuen Not – ihr 1jähriges Kind ist syphilitisch.

12.5. Irmgard hat eine unbeschreiblich anstrengende Reise hinter sich. Grenzübergang im Dunkeln auf einem Bahnkörper 20 km mit schwerem Rucksack. Zweimal stolperte sie in der Dunkelheit und fiel. Bei dem einen Fall holte sie sich eine Knorpelabsprengung am r. Ellenbogen und hat dort jetzt einen mächtig geschwollenen Schleimbeutel. In Braunschweig, wo sie Frau Brunner besuchte, wurde ihr auf der Post ihre Brieftasche aus dem mexikanischen Hirtentäschchen, das sie auf solchen Reisen umhängt, gestohlen. Es enthielt ihre Personalausweise und die Hälfte ihres Reisegeldes.

Die andere Hälfte war zum Glück im Kleid eingenäht. In Hannover stieg sie in den übervollen Zug Hamburg-München und mußte eng gepreßt von mittags 14 Uhr bis zum nächsten Morgen 6 Uhr stehen – bis Augsburg. Dort hatte sie erst spät Anschluss und kam nachmittags um 5 h in Sonthofen an. In Hochweiler hat sie in 14 Tagen dann viel Wichtiges erledigt und tatsächlich erreicht, daß wir beide je ein Schlafzimmer in unserem Jagdhaus behalten. Die ganzen Verhältnisse der Mieter (Flüchtlinge) wurden geregelt. Prellers – die einst für unsere Freundschaft so dankbaren, benahmen sich sehr schäbig. Sie besuchte dann Neumanns auf dem Sonnleitenhof bei Bergen (Oberbayern), wo sie interessante Persönlichkeiten traf. In München war sie kurz bei Bergmanns, fand ihn sehr alt. Auch die Rückreise war sehr strapazenreich. Erst nach Hamburg. Dort wartete sie bei Ellita auf den von mir inzwischen besorgten Ersatz-Personalausweis, entschloß sich schließlich ohne diesen aufzubrechen, weil sie unbedingt zu meinem 60ten Geburtstag hier sein wollte. Da brachte der Briefbote, als sie gerade im Aufbruch war, meinen Brief mit dem Ausweis, der ihr dann noch gute Dienste leistete – sie brauchte ihn zwar nicht beim Zonenübergang bei Wiezeze,[154] wo sie allein einen Bach durchwatend den Posten entging, aber in Salzwedel, um ein Nachtquartier zu erhalten. Gut, daß sie, wenn auch mit einer heftigen Erkältung, aber im ganzen gesund, wieder da ist.

Es war nicht zu vermeiden, daß zu meinem 60. Geburtstag mancherlei veranstaltet wurde – sogar etwas demonstrativ von offiziellen Stellen. Da noch immer Gerüchte umlaufen, ich könnte nach Berlin abwandern, will man mir wohl Greifswald in bestem Licht zeigen. Ich wurde schon um 7 h durch ein gesungenes Ständchen der Schwestern geweckt. Um 8 h frühstückten Frau Wendorf und Herr Allrap, die beide Spargel brachten, mit uns. Mein Kolleg um 10 h durfte ich nicht halten. Im Hörsaal waren außer den Studenten Repräsentanten meiner Betriebe versammelt, dazu der Betriebsrat und der Kurator. Gülzow gab einen Überblick über meine wissenschaftlichen Arbeiten. Der Kurator brachte die Glückwünsche des Ministerpräsidenten und des Ministers Grünberg. Er lobte mich ganz wirkungsvoll ziemlich pathetisch als »Empörer« und meinte, daß in jedem wissenschaftlichen Neuerer etwas vom »Empörer« stecke – was ich in 14.5.

meiner Dankerwiderung zu mildern versuchte. Ein Student sprach noch und der Betriebsrat.
Anschließend empfing mich der Rektor mit der ganzen Fakultät in meiner Bibliothek mit Reden, Blumen und sehr schönen Geschenken. Oberbürgermeister Hoffmann und Bürgermeister Rau überreichten eine feierliche, schön gefertigte Adresse im Namen des Rates der Stadt. Blumen kamen in solcher Fülle in die Klinik, daß Grawes Fuhrwerk geholt werden mußte, um einen Teil davon nach unserer Wohnung zu befördern. Nachmittags hatten wir viel Besuch und konnten die Gäste, dank zweier Pakete aus Puerto Rico mit echtem Kaffee bewirten. Neue Gäste kamen abends um 9 h. Für sie hatte Irmgard einen kalten Imbiß – Aal in Gelee (eine Geburtstagsspende aus Gager) und Kartoffelsalat. Die Brauerei hatte zwei Kästen mit Bierflaschen geliefert.
Ein für die Zeit beachtlich voller Gabentisch wurde am schönsten geziert durch einen dicken Band von noch unveröffentlichten Manuskripten meiner Schüler, zu dem auch Bergmann einen Beitrag geliefert hat. Zwei Foto von Büchi, auf denen er sehr wohl aussieht, waren gerade gestern von Irmgard dem Postboten abgenommen worden.

15.5. Am heutigen Himmelfahrtstag gab es noch eine kleine Nachfeier. Schulrat Richter aus Heringsdorf hatte gestern Krebse geschickt als Geburtstagsgruss. Die verzehrten wir mit Seeligers und Felix.

19.5. Ein Abgesandter der Domstrasse verlangte heut von den Kliniken sämtliche Krankenblätter von Russen, die irgendwann seit 1940 hier behandelt worden sind.

20.5. Es geht das Gerücht, die Amerikaner hätten mit einer großen Flotte die Dardanellen besetzt. Die Spannung hört nicht auf.
Meine Klinik hat nicht eine Kartoffel mehr und keine Aussicht auf neue Lieferungen. Die Calorienmenge war für die Kranken noch nie so niedrig (unter 1000). Die Güterverwaltung der Universität erklärt, sie habe nichts.

21.5. Russische Offiziere erzählen, Generalleutnant Skocyrew[155] sei verhaftet. Sie nennen ihn Sabaka.[156]

Landrat Freese, dessen Frau kürzlich einen Selbstmordversuch machte, soll verhaftet sein.
Die Zeitung bringt heute einen Bericht über meinen Geburtstag und erwähnt zum ersten Mal, daß ich an der Erhaltung der Stadt Verdienste habe.

Donnerstag. Als wir uns gerade z. Mittagessen setzen wollten (3 Uhr) **22.5.**[157] erschien plötzlich 1 Auto aus Bad Elster u. d. Chauffeur teilte mit, daß er am folgenden Tag 9 Uhr morgens wieder abfahren wollte. – Ich war einigermaßen verblüfft, da ich schon garnicht mehr mit ds. Reise gerechnet hatte, aber nun war für d. Fahrt noch allerhand zu regeln. Eine erneute Urlaubsgenehmigung v. Kurator war das Wichtigste. D. Chauffeur wurde in d. Klinik untergebracht.

Freitag. Früh um 8 meldete sich e. russ. Oberleutnant, der mitfahren **23.5.** wollte – Berlin. Wir ließen ihm sagen, daß d. Auto um 9 Uhr käme u. kümmerten uns nicht weiter um ihn. D. Chauffeur erschien pünktlich mit s. Wandererwagen u. wir fuhren über Jarmen, Neubrdbg., Fürstenberg u. Bln. Ich ließ mich total zerstört, bei d. Centralverwaltung vorfahren, traf aber nur d. Sekretärin v. Dr. Jäger an, der ich m. Anliegen wegen Karlsburgs Finanzierung vortrug. Dann fuhren wir n. Karlshorst, weil wir e. russ. Oberst von dort im Wagen mit n. Bad Elster abholen wollten. Unsern Oberleutnant setzten wir am Alex.platz ab. In K.h. fing nun d. Warterei an. Circa um ½ 3 waren wir dort u. warteten bis ½ 5. Wir konnten uns aber nicht aus d. Auto rühren, weil es in d. Stadtberzirk kein deutsches Lokal gab, in dem wir e. Mittagessen hätten einnehmen können. Schließlich erschien d. Oberstleutnant, der Chefarzt v. Bad Elster war, u. hätte anscheinend gern für mehrere Std. d. Auto noch für s. persönl. Zwecke benutzt. Andererseits passte es ihm aber auch nicht, uns in e. Hotel od. bei Bekannten abzusetzen u. wieder abzuholen. So einigten wir uns denn, daß wir i. Auto mitfuhren, weil wir hofften, diese Extratouren dadurch etwas abzukürzen. Zuerst ging es nach Weissensee i.d. Westbezirk, dort ist d. gr. russ. Einkaufszentrale. D. Chauffeur erklärte uns, er wartete dort oft 5 Std. bis d. Offiziere ihre Einkäufe getätigt hätten, wir könnten ruhig aussteigen u. etwas besorgen od. trinken, er passte auf unsere Sachen auf. – Wir versuchten auf Reisemarken Brödchen zu bekommen im 3. Laden gelang es, u. tranken e. Glas Bier. Dann gingen wir z. Parkplatz zurück. Unser Auto war verschwunden. – Nach einigem Warten redete uns e. fremder Chauffeur an. Man hätte ihm d. Auftrag gegeben, uns zu benachrichtigen, wir möchten warten, d. Auto käme wieder, d. russ. Offiz. hätte nochmal n. Karlh. zurückgemußt. – So warteten wir auf u. ab promenierend in ds. ekelhaften Gegend, wo ein Schieberpublikum schlimmster Sorte, Bettler u. Proleten, Dirnen u. verwahrloste Jugend herumlungerten, bis 7 Uhr. Wir überlegten schon dauernd, was wir tun sollten, wenn d. Auto nicht wiederkäme u. unsere Stimmung wurde allmählich ziemlich gereizt auf d. Russen, die uns in diese Situation gebracht hatten. Endlich kam d. Wagen an. Im Fond hatte d. Russe soviel Gepäck gestapelt, daß wir erstmal d. Chauffeur veranlassen mußten, gründlich umzupacken, damit wir überhaupt sitzen konnten. Ein Karton voll (Kuchen) Hering rutschte mir dauernd auf d. Schoß. Gelegenheit zu irgendeiner Mahlzeit wurde uns nicht mehr gegeben. Es ging über d. Avus auf d. Reichsautobahn Richtung Dessau, Halle, Leipzig (d. Autobahnen sehr gut im Stand, Gegend oft sehr hübsch) Schleiz u. von dort n. Plauen u. Bad Elster. Nachts um ½ 2 Uhr trafen wir in d. Hotel Kurländer Hof ein. Durch diesen unfreiwilligen Aufenthalt i. Berlin war d. Reise zu e. Strapaze geworden, die völlig überflüssig u. vermeidbar gewesen wäre, wenn d. R. nicht so rücksichtslos vorgegangen wäre. Wir schliefen uns gründlich aus u. nahmen uns vor, d. Pfingsttage erholsam zu verbringen.

24.5. Sonnabend. Vormittags kurze Begrüßung von Oberstltnt. Nachapetow zu dem Dr. Lühr uns begleitete u. Verabredung, daß ich erst am Dienstag m. Arbeit beginnen würde. Nachm. Spaziergang durch d. schönen Kurparkanlagen.

25.5. Vorm. Spaziergang, nachm. Klöhn mit Dr. Lühr u. Spaziergang. Gewitter Wolkenbruch

26.5. Am Vorm. langer Spaziergang. Lühr zeigt uns s. Arbeitsplatz. Wir begrüßen unseren Reisebegleiter Oberstltnt. …[158] Abd. Fr. Bosemann Diätküchenleiterin z. längeren Aussprache bei uns.

Ich gehe um 10 Uhr zu Nachapetow. Nach Rücksprache mit Nacha- **27.5.**
petow, der mir d. ges. ärztl. Einrichtungen u. Kurbäder etc. zeigt, suche ich d. Kurdirektor auf, der einen guten u. bemühten Eindruck macht. Er ist unglücklich, daß ihm für d. Deutschen so wenig Bäder zur Verfügung stehen, so daß er als Höchstzahl 1000 Kurgäste laufend befriedigen kann. Auf s. Rat besuche ich d. Hygieniker Fischer, der hier d. kl. Laboratorium im Rheuma-Institut hat. Ein lebhafter, geistig angeregter 50er, früher in Leipzig.
Nachm. Sprechstunde. Fr. Dr. Ina zeigt mir Magenfälle. Abds. Frl. Bosemann bringt uns d. Kostprobe aus d. Diätküche.

Beginne an diesem Vorm. 10 Uhr. Als ich für e. Patientin, die mir ge- **28.5.**
stern schon diabetesverdächtig erschien, e. Zuckerprobe machen lassen will, wird mir gesagt, der Laborant sei eiligst nach Berlin gefahren, um neue Chemikalien zu besorgen u. hätte alle alten fortgegossen, weil ich gestern Zweifel in d. Richtigkeit s. Trommerschen Probe gesetzt hätte! So schickte ich d. Urin zu Dr. Fischer. – D. Patientin hatte aber tatsächlich heute keinen Zucker. – Ich sehe ca. 10 Fälle an, meistens Magen- u. Stoffwechselkranke. – Um ½ 3 schließe ich m. ärztl. Tätigkeit ab u. wir essen ca. um 3 Uhr auf unserm Zimmer. Ein Mädchen v. Kurländer Hof holt unser Essen 3× tägl. 9, 3 u. 8 Uhr aus d. russ. Küche. D. Verpflegung ist reichlich, aber es fehlt sehr an Gemüse u. frischen Beigaben. Vorm. hat Irmg. Dr. Preiser u. s. Frau aus Wismar Kartoffeln gebracht, die wir nicht benötigen, u. d. Ehepaar hätte sonst d. Kur vorzeitig abbrechen müssen.
Nachm. lg. Spaziergang n. Bärenloh.

Donnerstag. Ich nehme Irmg. mit ins russ. Badehaus u. lasse ihr ein **29.5.**
halbes Moorbad verpassen, da sie i. letzter Zeit oft nach längerem Gehen Schmerzen i. l. Hüftgelenk hat. Im Laufe d. Vormittags kommt Lühr mit d. Justizminister Kastner[159] i. m. Sprechstunde, den er seit einiger Zeit behandelt. Abds. ist Symphoniekonzert. In d. Pause treffen wir Kastner u. Frau u. d. Kurdirektor. Nach d. Konzert mit Dr. Tichy u. Frau zu e. Glas Brambacher Sprudel, da das Bier verausgabt ist in d. Gasthaus z. Post, d. Frau ist ca. 30 Jahre jünger als Tichy u. macht auf uns einen wenig erfreulichen Eindruck. –

30.5. Freitag. Ermüdende ärztl. Consultationen. 15 an einem Vormittag. Nachm. hielt ich einigen russ. Ärzten 1 Vortrag über Pankreaserkrankungen. Wegen d. mangelnden Verständnisses, sowohl in sprachlicher wie fachlicher Hinsicht war ich gezwungen, d. Niveau sehr propädeutisch zu halten. Abends machten wir einen schönen Spaziergang mit Preisers auf d. Höhen b. z. Rhenatustal u. hatten bei sehr klarer Beleuchtung e. herrl. Rundblick über d. reizvolle Gegend.

4.6. Zurück aus Bad Elster, mittags.

5.6. Der erste Tag sehr anstrengend. Bei einem G.P.U.-Oberst einen Diabetes entdeckt.

6.6. Chemisches Colloquium bei Jander.[160] Dr. Wiechert:[161] über biologische Eiweissgewinnung. Danach 20 Uhr in der Aula geschickter wirkungsvoller Vortrag von Schwarz: Arzt u. Patient.

7.6. Großes Konzil. Dr. Müller (Schwerin) spricht über Nachwuchsförderung und »Demokratisierung« der Universität. Prof. Schwarz spricht in der Discussion über die Überempfindlichkeit besonders der Studenten gegen jede Form von »politischer Zwangsjacke«. Er wird darauf aufs heftigste angegriffen, besonders von Dr. Fritze (Schulrat), der merkwürdigerweise an dem Konzil teilnimmt, ohne irgendwie der Universität anzugehören. Herr Mamerdow (nicht mehr Inspecteur der Universität, sondern jetzt Propagandaleiter) vermutet: die Professoren widersetzten sich der Nachwuchsförderung, weil sie die Konkurrenz der Jüngeren fürchteten!!! Er habe dies von Studenten gehört! Wahrscheinlich hatte er dies aus Zuflüsterungen von Dr. Fritze, der in der Versammlung neben ihm saß. Selbst unser sanfter, dazu durch Brechdurchfall geschwächter Rektor bekam daraufhin eine Aufwallung von Zorn.

8.6. Treskows bei uns (Forstmeister). Besuch bei Veterinärrat Dr. Garbe, der mir einen Waggon besorgen will für die Briketts, die mir Nachapetow aus dem Elster-Kontingent zugedacht hat. Dr. Garbe erzählt, daß der Veterinär Dr. Christian (einst bei Hagenbek) in einer großen Versammlung zu viel Kartoffelsprit getrunken und darauf-

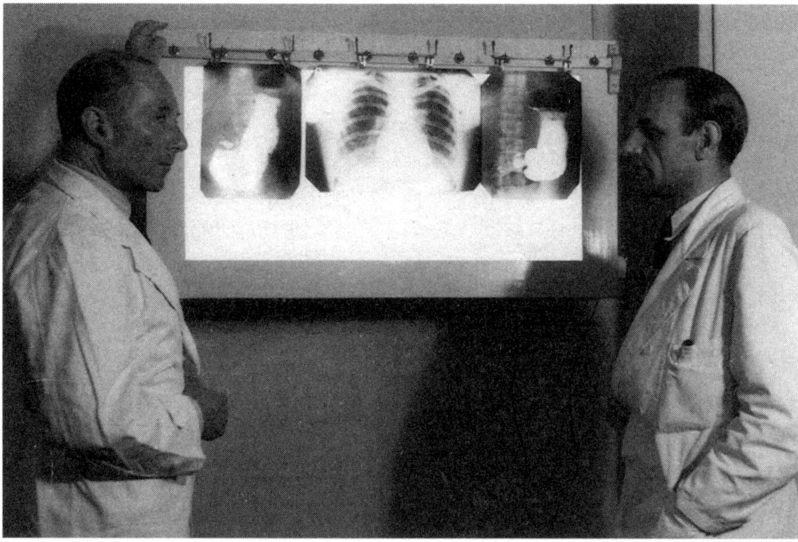

Gerhardt Katsch und sein Oberarzt Martin Gülzow, ca. 1947

hin freundlich alle Menschen mit »Heil Hitler« begrüßt habe. Die Folge: er ist als Kreisveterinärrat von Rügen suspendiert.

Frau Glantz (früher im Grimmer Kreis, jetzt als Witwe in Rostock) **9.6.**
besucht mich in der Sprechstunde – mager und krank.
Dr. Müller[162] abends bei mir. Er geht übermorgen nach Garz zurück als Heimarzt.

Referierabend. Dr. Gülzow spricht über den Internistenkongress in **10.6.**
Hamburg, zu dem ich ihn schickte. Ausser ihm war aus der sowjetischen Zone nur eine Ärztin unter den Teilnehmern, die mit fremdem Akzent sprach. Im übrigen 500 Kongressteilnehmer. Hauptthema: Unterernährung. Der Amerikaner Rose findet unter Grundumsatzbedingungen einen Bedarf an Aminosäuren von 29 gr und fordert als durchschnittlichen Tagesbedarf 40–42 gr. Die Hamburger Verpflegung enthält z. Zt. 7,1 gr. Bansi[163] findet bei der jetzigen Kartenkost 11 – Verluste durch den Darm von 4–5 gr – Bei Fettmangel wird Kalzium schlecht resorbiert – daher die zunehmende Osteoporose. Atheromatose jetzt seltener.

Burchard schreibt vom 19.V., daß er nun »seine Papiere« habe und eine Europareise plane.

12.6. Gülzow abends bei mir. In Hamburg rede alle Welt vom Krieg – im Gegensatz zu hier. Man verstünde nicht, daß wir es hier aushalten, erklären die meisten. Anderseits haben sie sehr verworrene Vorstellungen über die hiesigen Zustände. Die Kliniken arbeiteten behelfsmäßiger und schlechter als meine. Der klinische Stil und die Assistentenausbildung an meiner Klinik wurde allgemein gerühmt.

13.6. Der Tischler Severing bietet mir 2 grau gestrichene Lazarettschränke für Karlsburg an, die er repariert. Sie sind von einem Russen in Zahlung gegeben. Er zeigt mir anderseits sehr schöne Eichenholzschränke aus der einstigen Einrichtung des Luftwaffenlazaretts, die er für den Demontagekommandanten in Ordnung bringt.
Karlsburg hat heut Telefonanschluss bekommen. Das hat der Kommandant der Post sehr prompt veranlasst, nachdem ich ihn vor einigen Tagen durch Freymann darum bitten ließ.
Gestern tauchte plötzlich Dr. Betz[164] mit Frau und viel Gepäck auf. Er war in den Ostertagen von mir und dem Kurator zum 15.6. als Assistent angenommen. Seine einzige »politische Belastung« besteht darin, daß er im Deutschen Luftsport (Segelflieger) Verein war, der im Jahre 1935 zwangsweise in das NSFK[165] überführt wurde. Er hat dann seine Beiträge weitergezahlt, bis er 1937 aktiv als Soldat 2 Jahre diente. Anschließend war er im Krieg Soldat und hat keinerlei Beziehungen zum NSFK unterhalten. Jetzt nun erklärt der Kurator, daß nach einer neuen Anweisung der Schweriner Regierung Mitgliedschaft im NSFK eine untragbare Belastung für wissenschaftlichen Nachwuchs darstelle und lehnt die Einstellung von Dr. Betz, der ja seine bezahlte Stelle in Magdeburg aufgab unter Zurücknahme der gegebenen Zusage ab. Dr. Betz ist heut nach Schwerin gefahren.

14.6. Fakultätssitzung von 17–22 Uhr 30. Sehr deprimierte Stimmung im Anschluss an das »Konzil« vom 7.6. Die Entnazifizierung von Loeschke u. Wels, die ja angeblich längst entschieden ist, rückt nicht vorwärts.

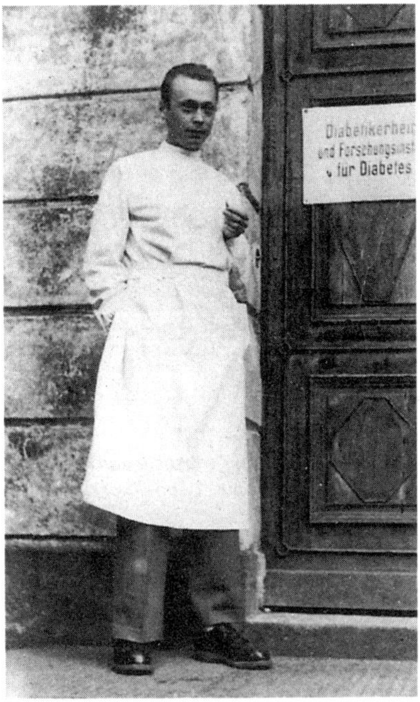

Gerhard Mohnike vor dem Schloss Karlsburg, ca. 1947

Nachmittags besucht mich Waldmann – auch in der tief deprimierten Stimmung, die sich zur Zeit ausbreitet. Er glaubt ebensowenig wie ich, daß es jetzt zum Krieg kommen wird, aber daß man den »Nervenkrieg« zwischen den Siegermächten auf die äußerste Spitze treiben wird – und das zertretene und zerrissene Deutschland dabei weiteren Leiden entgegengeht. **15.6.**

Abends besucht mich Mohnike und berichtet, daß die ersten 11 Patienten in Karlsburg es gut haben. Der Park ist schön, die Zimmer sind sauber, mit Hilfe von 20 l Buttermilch pro Tag ist die Ernährung ausreichend. Man kocht auf den 2 Platten des elektrischen Herdes, den ich gegen Ende des Krieges für Garz angeschafft hatte. Und die 5 Teller, die vorhanden sind, müssen bei jeder Mahlzeit doppelten Dienst tun.

Rücksprache mit d. Kurator wegen des Falles Dr. Betz. Ich bitte ihn um eine Kompromißlösung, die die Mitarbeit des Herrn Betz an meiner Klinik ermöglicht. **16.6.**

Auf allerlei Kanälen kommen Gerüchte, die vom nahe bevorstehenden Krieg zwischen Amerika u. Rußland sichere Anzeichen haben wollen. Es scheint in der Tat, daß in den Westzonen ehemalige deutsche Offiziere für England angeworben werden. Anderseits wird auch behauptet, es seien in unserer Zone Deutsche »zum Grenzschutz« angeworben. Tatsache ist wohl nur die sehr große politische Spannung, die sich soeben durch einen »Dollarangriff« des amerikanischen Aussenministers Marshall verschärft hat. Er bot eine großzügige Dollarhilfe für ein geeintes Europa an – unter Einschluss von Rußland. Daß Rußland eine Dollarhilfe ablehnen wird, setzt allerdings alle Welt voraus, wahrscheinlich auch Marshall selbst.
Der Verlag der Year Book Publisher in Chicago schreibt mir per Luftpost unter dem 26. Mai, er habe mir auf Order von Dr. Rodriguez-Olleros 2 Jahrbücher schicken wollen. Diese seien an den Verlag zurückgegangen, weil der Versand von medizinischen Druckschriften in die Russische Zone verboten sei.
Abends hielt in der Aula der einzige liberale Minister des Landes Mecklenburg Dr. Strasser[166] (Finanzen) einen schwunglosen Vortrag. Der heutige Liberalismus kämpfe nicht für die Freiheit des Einzelnen, sondern für »die Freiheit des Ethos«. Staat und Volk sei heut dasselbe. Bürokratismus, Befehlssucht, Gehorsamsfreudigkeit wie in der Hitlerzeit sollten abgeschafft werden!!! Das Recht und die Rechtssicherheit jedes Einzelnen sei die Grundlage der Demokratie. Humanismus ihr Ideal. Der antifaschistische Block der sowjetischen Zone vertrete das ganze Volk und kämpfe für die Einheit Deutschlands.

17.6. Senatssitzung. Thema: Neue Hochschulverfassung.

18.6. Telegramm von Schwerin, Dr. Betz darf nicht angestellt werden. Amtmann Roethe legt das so aus, daß auch eine Anstellung als Volontär nicht erlaubt sei. Dr. B. u. Frau sind in großer Erregung, weil er ja auf die von hier gegebene Zusage hin seine Stellung in Magdeburg gekündigt hat.
Dr. Pelling durchreisend: er geht nach Treysa – Anstalt Hephata. Sein Traum ist eine Praxis im Schwarzwald.
Frau Lühr fährt morgen nach Elster und nimmt mir einen Brief an Nachapetow mit.

Otto Rießer[167] schreibt, daß Hans in Genf lebt. Er war im Krieg für Admiral Canaris im Ausland tätig.
Langer Brief von Lublin.

Ein Oberst Petrow aus Schwerin war mein Patient, den ein hiesiger ihm unterstellter Offizier als »großen Natschalnik« und »Akademiker« bezeichnet. In der Tat ein ungewöhnlicher Mann. Er sprach kaum deutsch, verstand aber ziemlich gut, hauptsächlich wohl weil er schnell erfaßte u. sehr intelligent kombinierte. Er merkte, daß der Dolmetscher seines Vertrauens, den er mitgebracht hatte, bei der etwas komplizierten Unterhaltung versagte. Mit Freymann ging es besser. Oberst Petrow hat lange in China gelebt, wie er sagte. Er spreche außer Russisch nur chinesisch, betonte die Schwierigkeit der russ. Sprache auch für Russen. Doch hatte er wohl von anderen Sprachen auch eine Ahnung. Aus wenigen im Gespräch eingestreuten französischen Namen – wir sprachen von den großen Ärzten aller Nationen – behauptete er zu erkennen, daß ich den echten französischen Akzent und Tonfall in der Aussprache hätte. Er ist in der Tat »Akademiker«, d.h. er hat als aktiver Offizier die Kriegsakademie besucht. Und ist mit 40 Jahren Oberst. Wie die meisten Russen klagt er, daß es ihm während der Kriegsstrapazen gesundheitlich gut ging, seit Kriegsende hat er unheimlich an Gewicht zugenommen. Dabei ist freilich bei ihm ein konstitutioneller Faktor im Spiel – ich fand einen beginnenden Diabetes vom Cushing-Typ. Er nahm die Notwendigkeit diätetischer Einschränkungen mit sichtlichem Bedauern, aber mit Haltung zur Kenntnis, meinte freilich, derartige Einschränkungen zur Verlängerung des Lebens entsprächen nicht der »russischen Psychologie«, die anders sei als die deutsche. Er verabschiedete sich kavalierhaft mit der Frage nach meiner Privatadresse und ob meine Frau zu Haus sei – und ließ dort durch Iwan ein Aziliuspaket abgeben. **19.6.**
In der Stadt werden wieder neue Wohnungen beschlagnahmt. Es schwirren viele z.T. sehr törichte Gerüchte. Das kommt durch die Dollaroffensive des Marshallplanes, zu der Molotow noch nicht Stellung genommen hat.

21.6. Fakultätssitzung an der z. ersten Mal der neue Prof. der Zahnheilkunde Hübner[168] teilnimmt. Abends intime Besprechung beim Prorektor Hermann (der Rektor ist zur Zonenkonferenz der Rektoren in Halle) zu der – eigentümliche Zusammenstellung – Hofmeister, Nußhag, Elliger[169] und ich gebeten waren.

22.6. In den letzten Tagen hörte man abends mehrfach heftige Sprengdetonationen. Einigemal forderten Sirenen auf, die Fenster zu öffnen. Wir wußten nicht, wo und was gesprengt wurde.[170]
Zwischen meiner Sonntagsarbeit und zwischen mehrfachen Gewitterregen machte ich einen kurzen Spaziergang zum Ryck. Zu meiner Überraschung war die Horizontlinie gegen die See völlig verändert. Sämtliche Flugzeughallen und Gebäude des Fliegerhorstes sind verschwunden. Gegen die See sieht man wie vor 12 Jahren die Spitze des Wampener Waldes – freilich gelichtet, wie alle Wälder jetzt gelichtet sind. Die Ruine des Luftwaffenlazaretts ist noch nicht gesprengt.[171]
Abends Einladung zu Prof. Schwarz, für den die Dienstwohnung der psychiatrischen Klinik frei gemacht wurde. Felix waren da, der neue Oberarzt von Schwarz und Herz mit Frau.

23.6. Es wird überprüft, ob wir – alle Institute – das wissenschaftliche »Soll« der ersten 6 Monate des Jahres erfüllt haben nach den im Jahresanfang angeforderten Programmen. Die Listen gehen an Dr. Ljalin, der uns besonders ermuntert, Klagen über Behinderungen der wissenschaftlichen Arbeit durch Chemikalienmangel etc. nicht zu verschweigen.
Freymann war in Schwerin, um mich bei Generalleutnant Trufanow anzumelden (im Auftrag des Rektors und als Fürsprecher für Wels und Loeschke) und erfuhr, daß der General bis Ende Juli in Moskau sei. – Die polit. Lage erscheint heute etwas entspannt dadurch, dass Moskau die Einladung von Bevin und Bidault[172] zur Erörterung des Marshall-Planes angenommen hat. Die Erörterung soll am 27. in Paris beginnen.

25.6. Der Rektor ist aus Halle von der Studententagung zurück. Rektoren auch der meisten Westuniversitäten seien dort gewesen. Im Ganzen herrschte Zuversicht in Bezug auf die deutsche Einheit.

Endlose Senatssitzung über den von der Zentralverwaltung vorgelegten ziemlich unordentlichen und in sich widerspruchsvollen Entwurf für eine neue Universitätsverfassung. Es wurde sehr lange debattiert über die Frage, ob die Assistenten zum Konzil gehören sollen und mithin Stimme erhalten bei der Rektorwahl. Herr Struck meinte, dies sei »demokratisch«. Hermann wollte wegen des schönen Scheins wenigstens einige Assistenten (außer denen die als Dozenten ihm ja vollberechtigt angehören) in das Konzil hineinnehmen. Als es gar nicht weiterrückte, schlug ich vor, ein Großes und ein Kleines Konzil einzurichten und dem Kleinen nur aus den wirklichen Lehrkräften bestehenden die Rektorwahl und Verfassungsänderungen vorzubehalten. Dieser Kompromiß wurde dann angenommen.

Erneute Senatssitzung mit dem Kurator über die Universitätsverfassung. Es wurde manches geändert in dem Sinne, daß die Assistenten zum Lehrkörper gerechnet werden. Der Kurator erschien, offenbar absichtlich, in sehr salopper Aufmachung ohne Schlips und Kragen, verglich den Senat mit einem Herrenhaus, in dem »geborene« Mitglieder beraten, und zeigte ebenso sein Mißtrauen wie seine Unkenntnis der akademischen Einrichtungen. Es war verfehlt, daß der Rektor in seiner Gegenwart abstimmen ließ. **27.6.**

Seit dem 28. tagt in Paris die Konferenz der 3 Aussenminister Bevin, Bidault und Molotow, um Stellung zu nehmen zu dem von Marshall vorgeschlagenen Plan einer zusammengefaßten amerikanischen Wirtschaftshilfe für Europa. Die Sitzungen werden nicht öffentlich geführt (wie bei der Moskauer Konferenz). Nach den ersten Kommuniqués, die heut herauskamen, sind wieder schärfste Gegensätze zwischen Molotow und den Westmächten vorhanden, so daß es nicht aussieht, als sollte eine Einigung zustande kommen. Die Russen fürchten und bekämpfen offenbar den Dollareinfluss. **30.6.**

Die unglückliche Frau v. Bergstede, die als Kriegswitwe und Mutter von 3 kleinen Kindern nun schon seit Monaten mit hoffnungsloser beidseitiger Lungenphtise in meiner Klinik liegt, hat eine akute Psychose. In tobsüchtiger Erregung äußert sie zeitgemäße Versündigungsideen: sie habe aus bloßer Schlechtigkeit ihre Zimmergefährtin, **2.7.**

ihre eigene Cousine, kurz wohl alle Menschen, mit denen sie kleine Spannungen hat – der G.P.U. denunziert.
Schulrat Richter aus Bansin schickte plötzlich 40 Krebse. Wir luden Pichler und Frau Waldmann dazu ein. Zu Irmgards Erleichterung (die Anna ist auf Urlaub) konnte die gute alte Frau Bock helfen. Improvisiert kam später Dr. Krüger[173] aus Hamburg mit seiner Frau hinzu, der sich zu Berufungsverhandlungen hier aufhält und zufällig anrief. Es war ein gelungener Abend. Dr. Krüger sprach klug und natürlich über die Unterschiede zwischen West- und Ostdeutschland. Er hat für die ideale Aufgabe des Hochschullehrers viel mehr Sinn als unser Dekan, ein Gespräch mit dem er nicht weiterkam, wie er sagt, »weil man nicht vorwärts kommt, wenn man noch so lange mit höflichen und verbindlichen Worten aneinander vorbeiredet«. Bei Erfüllung gewisser Bedingungen ist Krüger durchaus geneigt, den Ruf zur Leitung der Ohrenklinik anzunehmen.
Wels hat heut – nach Wiedererteilung der Lehrerlaubnis – sein erstes Kolleg gehalten.
Heut morgen war ich beim Kurator in der Angelegenheit Dr. Betz. Ich erreichte, daß B. einstweilen als unbezahlter Volontär an meiner Klinik mitarbeiten kann.
Frl. Hofmeister hat gestern mein russisches Lebensmittelprämienpaket wohlbehalten aus Berlin besorgt zugleich mit dem für ihren Vater.

EXZERPTE AUS TAGEBUCHNOTIZEN

1946–49

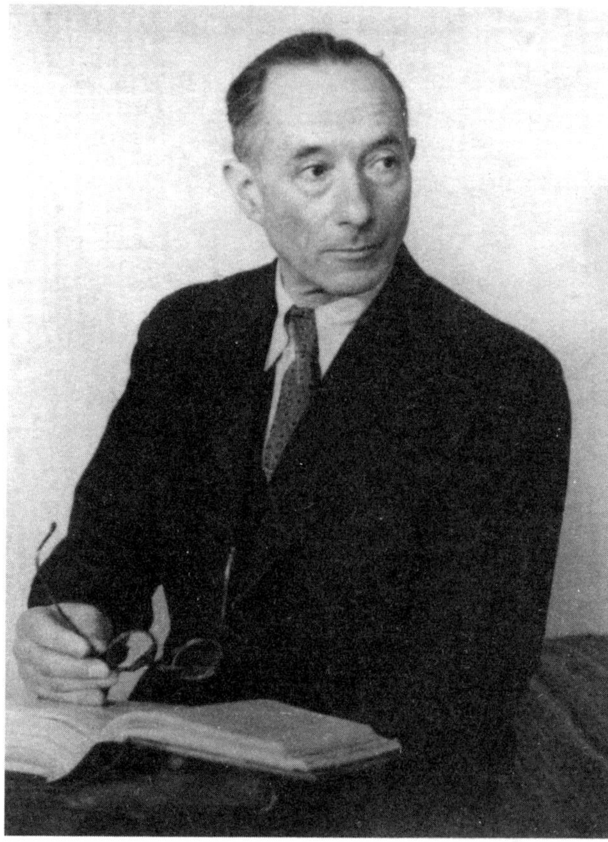

Prof. Gerhardt Katsch, Leiter des Institutes für Diabetes in Karlsburg (1947–61)

Besprechung mit Kreisdirektor Jürgens[174] wegen Karlsburg. Jürgens »siebt« immerhin für die Sache. **10.9.1946**

Fahrt n. Karlsburg mit Krsdir. Jürgens und Lindgreen.[175] Beide haben vernünftige u. weitsichtige Ansichten u. wollen i. Bezug auf Park u. d. Wirtschaftsgebäude versuchen e. arrondierte Zuteilung an d. Diabetikerheim durchzusetzen. **28.9.**

Vortrag i. Wismar über moderne Diabetestherapie – veranlaßt durch neuerlich verschärfte Insulinnot u. dadurch, daß i. unserm Ländchen noch immer keine Ernährungszulagen an Diabetiker gewährt werden. **22.10.**

Rücksprache[176] im Landespräsidium. Vizepräsid. Grünberg sagt zu, sich für d. Entwicklung des Diab.heims zu interessieren. Dr. Müller, Hochschulreferent, zuerst verschnupft, fühlte sich übergangen, z. Schluß versöhnlicher. **25.10.**

Insulinraub (500 000 E) v. e. Bande aus d. Zug v. Schwerin geraubt. **30.11.**

Insulin a. d. schwarzen Markt erschienen u. beschlagnahmt (Nachricht vom Landesapotheker in Schwerin). **12.12.**

Typhusfälle i. Garz. **15.12.**

Zentralverwaltung Berlin ruft an wegen Insulinnot. D. SMA hat wegen des hohen Preises d. Kauf abgelehnt. Man hofft durch e. Sachverständigen evtell. Gutachten v. G. d. Beschaffungserlaubnis doch noch zu erreichen. **26.12.**

Landrat Frees(e) verspricht in Karlsburg für mehr Ordnung zu sorgen, auch d. Flüchtlinge anderweitig unterzubringen. **30.12.**

Absicht e. Wochenstation f. Diabetikerinnen einzurichten durch e. Spez.fall e. Beispiel für d. Notwendigkeit. **6.1.1947**

2.2. Landrat Freese bei mir. Besprechung über Karlsburg, er will uns e. Pferd verschaffen.

6.2. Vicepräs. Höcker mit div. Herren u. mir n. Karlsburg.

22.2 Ordentliche Vorstandssitzung der Stiftung Garz. Aus Berlin sind Dr. Jäger und Fritz v. Bergmann i. Auto gekommen. Auch aus Bergen d. Landrat Hübner. Leider telefonieren d. Schweriner Herren, sie könnten wegen Glatteis nicht durchkommen. Wir sollten das Einverständnis d. Regierungsstellen nachträglich einholen. Für die Zukunft d. Stiftung fanden wir die Formel, daß sie »in d. Obhut« der Zentralverwaltung für das Gesundheitswesen genommen wird u. diese es übernimmt, die Einrichtung von Schloß Karlsburg zu finanzieren.

22.3. *(S. 173)* Antritt d. Sekretärin des zukünftigen Diabetikerheims.

12.4. Gespräch über die bevorstehende Eröffnung von Karlsburg mit Schw. Ellen aus Garz.

13.4. Schult berichtet sehr ausführlich über Garz u. Karlsburg.

23.5. Fahrt üb. Berlin n. Elster. In Bln. ließ ich mich b. d. Zentralverwaltung vorfahren, traf aber nur d. Sekretärin v. Dr. Jäger an, der ich mein Anliegen wegen Karlsburgs Finanzierung vortrug. Dann weiter nach Karlshorst.

15.6. Abds. besucht mich Mohnike u. berichtet, daß die ersten 11 Patienten i. Kbg. es gut haben.

17.7. Vorstandssitzung i. Karlsburg. Dr. Sieber (beim Präsid. Höcker) führt geschickt den Vorsitz. Endgültige Besprechung der Satzungen u. der Übereignungsfragen. Dr. Jäger ist infolge e. Autopanne nicht herangekommen. Der instandgesetzte Teil des Hauses präsentiert sich zur Überraschung aller schon recht gut. Wir essen im weissen Saal. Mohnike hat – um Fleisch zu beschaffen – ein Wildschwein mit

d. Forke totgeschlagen! Präsident Lau (Sozialversicherung) fragt d. Patienten (12!) aus und ist empört, daß d. Mehrzahl aus Sachsen und Thüringen ist. Er erhält erschütternde Berichte über die Insulinnot. Die Finanzierungsfrage bleibt offen.

Berlin. Pädiaterkongress. Nachm. fuhr Dr. Jäger mit mir n. Karlshorst. Rücksprache auf d. Finanzabtlg. mit Major Smirjow wegen Zuwendung von 200 000 M. für Karlsburg. Es wurden Aussichten gemacht. 24.7.

Sonntag. Architekt Sack besucht mich u. bespricht mit mir die Umbaupläne für Karlsburg. 27.7.

Frau Supplit suchte mich auf, bevor sie – auf Wunsch – d. Abrechnungen v. Karlsburg i. Schwerin bei d. Sozialversicherung vorlegt. 18.11

Mittags 12 Uhr. Fahrt n. Karlsburg, um zu sehen, wie sich Frau Zühlsdorf,[177] die neue »Vorsteherin«, als Ersatz für eine Oberschwester, dort einlebt. Sie macht guten Eindruck. 22.11.

Fahrt n. Karlsburg, ohne Panne, bei Nebel. Karlsburg hat in 4 Wochen für 317 M. Telefongespräche geführt. Verhandlung mit Brunnenbauer Nielsen. 6.12.

Abds. war Rau (Landrat) bei uns. Ich versuche ihn für Karlsburg zu interessieren, insbesondere für d. unbedingt notwendige Evakuierung der 120 Flüchtlingspersonen aus dem jüngeren Schlossflügel. Diese Evakuierung hat d. Regierung erst zum April, dann bis Ende Sept. zugesagt u. Schwerin entschuldigt sich jetzt mit örtlichen Widerständen. 10.12.

Rücksprache mit Minist.dir. Müller i. Kuratorium. Ich beschwere mich, daß das Ministerium die Zusagen nicht gehalten hat, die mir gemacht wurden, als ich Mainz ablehnte. 1) Entnazifizierung, 2) Witwenpension, 3) Unterstützung des Diabetikerheims, 4) Lehrerlaubnis für Gülzow u.s.w. 13.12

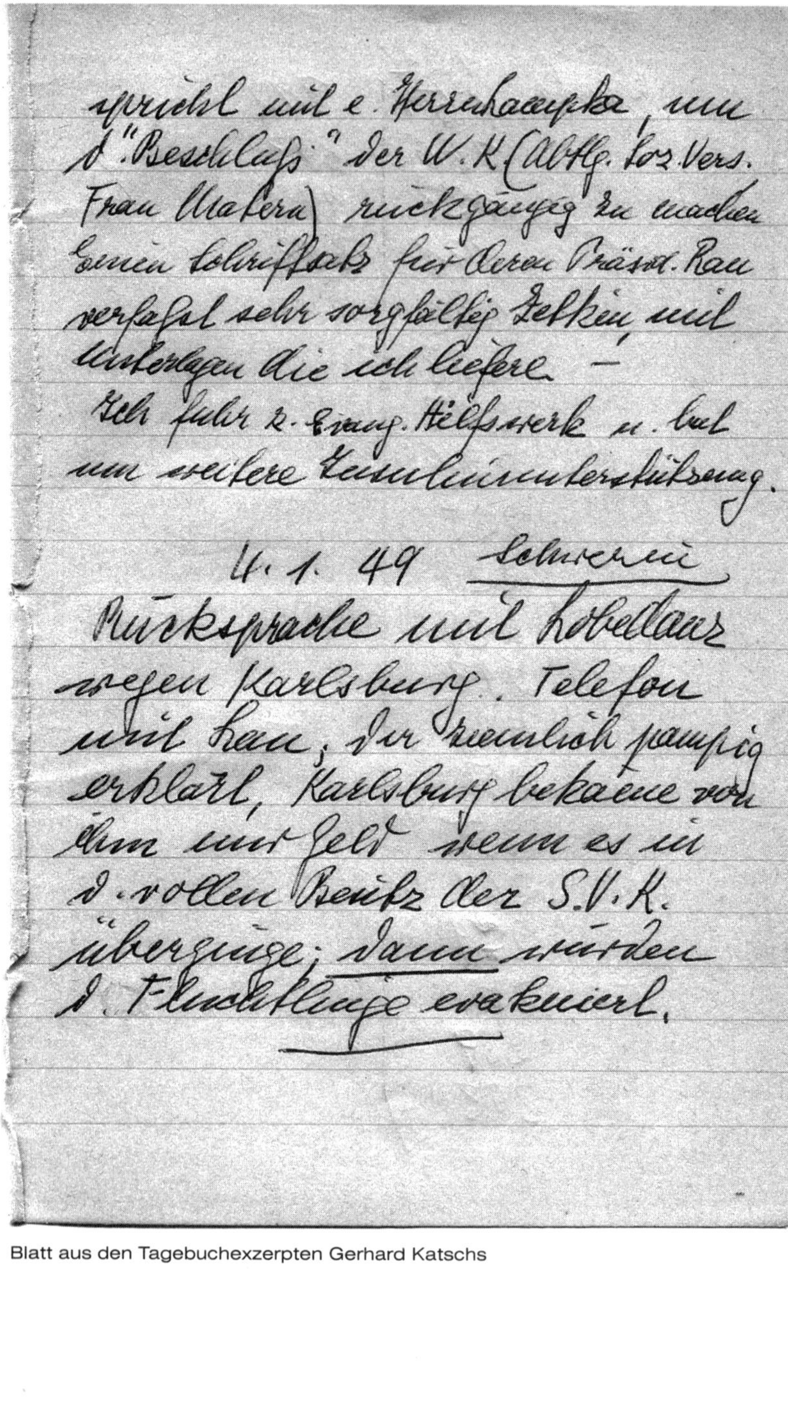
spricht mit e. Herrnhaupka, um
d. "Beschluß" der W.K. (Abtlg. Soz.Vers.
Frau Matera) rückgängig zu machen
Einen Schriftsatz für deren Präsid. Rau
verfaßt sehr sorgfältig Zelkin, mit
Unterlagen die ich liefere. –
Ich fuhr z. Evang. Hilfswerk u. bat
um weitere [illegible].

4.1.49 Schwerin
Rücksprache mit Lobedanz
wegen Karlsburg. Telefon
mit Rau, der ziemlich pampig
erklärt, Karlsburg bekäme von
ihm nur Geld wenn es in
d. vollen Besitz der S.V.K.
übergänge; dann würden
d. Flüchtlinge evakuiert.

Blatt aus den Tagebuchexzerpten Gerhard Katschs

Architekt Sack bringt die Pläne für d. Umbau v. Karlsburg. **29.12.**

Schult berichtet über Karlsburg. **9.1.1948**

Fahrt mit Minister Grünberg nach Garz fällt aus wegen meiner Krankheit (Angina pect.) **14.1.**

Frau Becker[178] fährt morgen nach Karlsburg. Für Sekretärinnenstelle keine Neigung, ist ausgesprochen geeignet für Heimleitung. **16.2.**

Fr. Becker kommt (sehr angetan) von Karlsburg zurück. **17.2.**

Fr. Becker reist ab. **18.2.**

Schult meldet über Verleumdungen des Gärtners Fechner in Karlsburg. **20.2.**

Mohnike berichtet ausführlich über Karlsburg. **23.2.**

Sitzung i. d. Domstr. 12 Uhr. Etwas vor 5 Uhr bin ich wieder zu Hause. Dort sitzt Frau Zühlsdorf, um über Karlsburg zu berichten; Anschließend kommt Schult u. bespricht mit mir bis 9 Uhr d. Vorbereitungen für d. Vorstandssitzung der Diabetikerheime, die am 28. sein soll. **26.2.**

Herr Schult kam Vorm. aus Garz zurück. Er brachte d. Nachricht, daß sehr viel Wäsche gestohlen sei u. d. Ob.schwester mangelhaft Aufsicht führt. **17.3.**

Ich suche mit Freymann (Dolmetscher) den Kommandanten Oberstltnt. Pannow[179] i. d. Lönsstr. auf, um durch s. Befehl zu verhindern, daß d. Bauern in Karlsburg weiterhin d. Parkmauer als Steinbruch benutzen. **18.3.**

Berlin. Rücksprache mit Prof. Wegner[180] wegen Karlsburg. **25.3.**

Schult aus Berlin zurück! *Seite 254 ausführlich.* **3.4.**

9.4. Telefon m. Redetzki: Ich teile ihm mit, daß Karlshorst ein sehr lebhaftes Interesse an Karlsburg nimmt u. wünsche, daß die Zentralverwaltung dort entscheidenden Einfluß ausübt. Das brachte Schult von Berlin mit.

25.4. Beide im eigenen Auto nach Karlsburg. Qualvolles Fahren. Beide Bremsen taugen nichts.

5.5. Endlich Besprechung i. Karlsburg. *S. 261*

8.5. Nach Garz: Häuser sauber u. gepflegt. 27 Kinder dort, z. Teil mit traurigen Schicksalen. D. Erwachsenen machen ärztlich wenig Freude, weil sie stehlen u. hamstern. Des Hamsterns wegen laufen sie von d. Arbeitstherapie weg.

15.6. Rückkehr v. Westen. Besprechung nachm. mit Schult wegen Karlsburg.

16.6. Wieder Herr Schult.

5.7. Frau Becker-Bevensen antwortet, daß sie frei ist für d. Leitung von Garz, wo d. Ob.schwester gekündigt hat.

10.7. Besuch von Präs. Lau an G's Krankenbett. *S. 279–80.*

3.9. *S. 289*

13.9. Schult in Karlsburger Nöten bei G.

20.9. *S. 294.* Besuch v. Oberstltnt. Tribuljow. Er sprach davon, daß das Diabetes-Institut von Berlin sehr gefördert werden würde u. fuhr mit mir z. kurzen Besichtigung n. Karlsburg.

21.10. Konferenz i. Berlin betr. Einrichtung einer staatl. Kontrolle d. Insulinproduktion (endlich!) m. der Zentralverwaltung Gesundheitswesen Dorotheenstr. 77. Vorsitz Dr. Pritzl (Jurist). Sachverständige: Prof. Berger u. ich. Firmenvertreter Schering, Lessing, Vita.

S. 303 **4.11.**

Prof. Wegner macht Annahme des Rufes v. Wohnungsfrage abhängig, berichtet über Karlsburg: In Berlin wird erörtert, daß d. Sozialversicherung Anspruch darauf erhebe. **9.11.**

Besichtigte ich d. Patienten i. Karlsburg. **13.11.**

Architekt Sack schreibt, daß er bei der Stizung d. Zentralverwaltung v. Prof. Wegner Berlin erfuhr, daß d. Umbau Karlsburg i. den Zweijahrplan aufgenommen sei. **22.11.**

Selbst Garz von Insulinnot bedroht. **8.12.**

Telegramm v. Gülzow: Karlsburg durch Wirtschaftskommission der Sozialversicherung zugesprochen! **14.12.**

Dorotheenstr. 77. Besprechung mit Zetkin,[181] Vicepräs. Fräser, auch mit Linser.[182] Dieser geht selbst zur Wirtsch. Kom. u. spricht mit e. Herrn Lampka,[183] um d. »Beschluß« der W. K. (Abtlg. Soz. Vers. Frau Matern[184]) rückgängig zu machen. Einen Schriftsatz für den Präsid. Rau[185] verfaßt sehr sorgfältig Zetkin, mit Unterlagen, die ich liefere. – Ich fuhr z. evang. Hilfswerk u. bat um weitere Insulinunterstützung. **15.12.**

Schwerin. Rücksprache mit Lobedanz[186] wegen Karlsburg. Telefon mit Lau, der ziemlich pampig erklärt, Karlsburg bekäme von ihm nur Geld, wenn es in d. vollen Besitz der S. V. K. überginge; dann würden d. Flüchtlinge evakuiert. **4.1.1949**

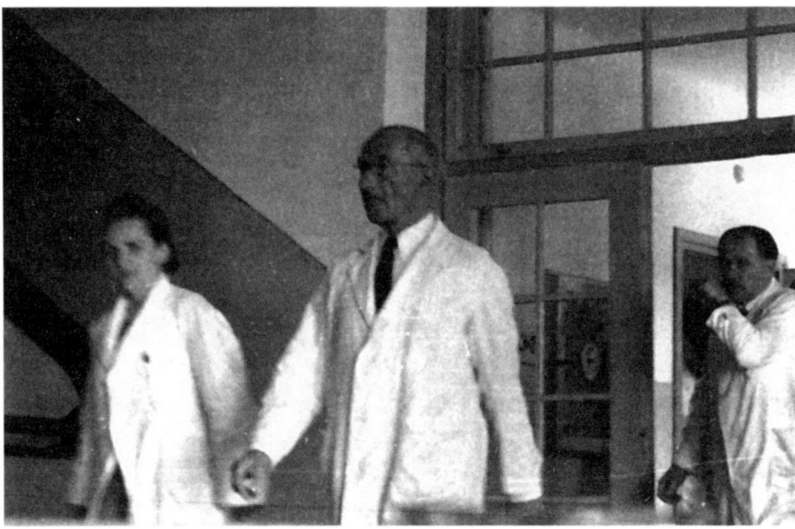

Prof. Katsch auf Visite, 1957

ANMERKUNGEN

zum Tagebuch von Gerhardt Katsch

1 Iwan Matwejewitsch Jessin (1907–1979), Major, Abteilung Volksbildung der SMAD 1945–1949.

2 Siegfried Stephan (1883–1948), Direktor der Frauenklinik und Poliklinik, Dekan der Medizinischen Fakultät von 1946–1948.

3 Bernhard Lange (* 1895), Direktor des Anatomischen Instituts 1946–1947.

4 Zu dieser Zeit (Februar 1946 bis November 1948) Rudolf Seeliger (1886–1965).

5 Oder Mamedow, Major, Kulturoffizier der Stadtkommandantur seit Mai 1946, Inspekteur der Universität.

6 Theodor Brugsch (1878–1963), 1946–1949 Vizepräsident der Deutschen Zentralverwaltung für Volksbildung.

7 Katschs Ehefrau Irmgard Katsch, geb. Gräfin von Holck (1893–1977).

8 Willi Felix (1892–1962), Direktor der Chirurgischen Klinik 1946–1950, seit WS 1950/51 in Berlin.

9 Pjotr Wassiljewitsch Solotuchin, Leiter der Abteilung Volksbildung der SMAD, vor dem Krieg Rektor der Universität Leningrad.

10 Ernst Lohmeyer (1890–1946), Prof. f. Neues Testament, wegen seines Eintretens für jüdische Kollegen 1935 von der Universität Breslau nach Greifswald strafversetzt, seit 1939 Kriegsteilnehmer, ab 1943 wieder Prof. Greifswald, am 14./15.2.1946 vor der Wiedereröffnung der Universität als amtierender Rektor von der russischen Geheimpolizei verhaftet und am 19.9.1946 insgeheim hingerichtet.

11 Martin Gülzow (1910–1976), Internist und Röntgenologe.

12 Rudolf Hermann (1887–1962), Prof. f. Systematische Theologie, 1946–1948 Prorektor und Dekan der Theologischen Fakultät.

13 Gemeint ist Paul Hoffmann (1887–1975), von 1945–1947 Oberbürgermeister.

14 Wahrscheinlich Annemarie Mohnike, Tochter Hoffmanns und Frau von Gerhard Mohnike (1918–1966), eines Schülers Katschs, leitender Arzt im Diabetikerheim Garz seit 1944, 1961–1966 Direktor des Karlsburger Diabetesinstituts.

15 Pädagogische Fakultäten wurden auf Befehl der SMAD Nr. 205 vom 12. Juli 1946 an den Universitäten Berlin, Rostock, Greifswald, Halle, Jena und Leipzig eingerichtet.

16 Sergej Iwanowitsch Jakowlew, (1902–1946), Gardeoberst, Held der Sowjetunion.

17 Angelika Petershagen (1909–1995), Ehefrau des letzten Stadtkommandanten Rudolf Petershagen, der die Stadt 1945 gemeinsam mit Katsch und anderen kampflos an die Rote Armee übegeben hatte.

18 Max Otto Wurmbach (1882–1946), war Verhandlungsführer und neben Katsch und Carl Engel einer der Parlamentäre bei der kampflosen Übergabe Greifswalds in Anklam am 30. April 1945. Seit 2.5.1945 in Kriegsgefangenschaft, interniert in Fünfeichen.

19 Raummeter.

20 Major Georgi Pschenitzin, Politoffizier der Kreiskommandantur der SMA, in den 1960er Jahren Chefredakteur der Moskauer Wochenzeitschrift »Neues Leben«.

21 Josef Schmidt, 1946–1947 Gründungsrektor der Universität Mainz

22 Wohl Walter Freymann (1883–1960), Katschs ständiger Dolmetscher seit Herbst 1945 in allen Verhandlungen mit SMA-Leuten, 1948 zum Professor mit vollem Lehrauftrag für russische Geistesgeschichte und moderne russische Sprache ernannt.

23 Major, Arzt im Stabsdienst der Stadtkommandantur.

24 Franz Wohlgemuth (1915–1972), war nach 1945 im Bildungsministerium Schwerin, von März 1946 bis 1949 dann als Kurator der Universität Greifswald tätig. Nach Auflösung der Länder 1951 war er zunächst Abteilungsleiter, dann als Hauptabteilungsleiter der Abteilung ABF des Staatssekretariats für Hochschulwesen, ab 1956 als stellvertretender Staatssekretär für das Hochschulwesen. Hat im Gefolge der Revisionismusdebatte 1957 die DDR verlassen.

25 Willi Kropp alias Wilhelm Keller (Komintern-Deckname) (1899–1961), kehrte im Mai 1945 als Mitglied der »Gruppe Sobottka« nach Mecklenburg-Vorpommern zurück, Mitglied der Landesleitung der KPD in Mecklenburg 1945, wurde von Lohmeyer im September 1945 zum ord. Prof. für den neu gegründeten Lehrstuhl für dialektischen und historischen Materialismus ernannt, leitete die neugegründete Parteihochschule »Karl Marx« in Liebenwalde 1946–1947 gemeinsam mit Carl Bose.

26 Ernst Struck (1890–1954), war im August 1945 von der Landesverwaltung Mecklenburg-Vorpommerns mit der Organisation der Lehrerbildung beauftragt worden, seit Ende Mai als Referent in der Landesverwaltung, 1946–1948 auf Forderung der Landesverwaltung Dekan der Pädagogischen Fakultät, wechselte 1948 nach Rostock, wo er schon 1946 eine ao. Professur bekleidet hatte. Dekan der Landwirtschaftlichen Fakultät war Wilhelm Nußhag (1889–1970).

27 Katschs Feriendomizil im Allgäu.

28 Hanna Nette, sorgte für Katschs Anwesen in Hochweiler bei dessen Abwesenheit.

29 Dr. Ellen Süffert, Chemikerin.

30 Gottfried Grünberg (1899–1985), kehrte im Mai 1945 mit der Gruppe Sobottka nach Greifswald zurück, 1945/46 dritter Vizepräsident der Landesverwaltung für Kultur und Volksbildung sowie Justiz, ab Dezember 1946 Minister für Volksbildung und Kultur des Landes Mecklenburg.

31 Fritz Müller (1900–1974), seit Dezember 1945 Leiter der Hochschulabteilung in der Schweriner Landesverwaltung, seit April 1949 Prof. für Geschichte der Pädagogik in Rostock und Dekan der dortigen Pädagogischen Fakultät.

32 Theodor Schmidt (* 1908), 1937 Dozent, 1944–1946 auf einer apl. Professur für theoretische Physik in Greifswald, die 1947, als er bereits in Moskau arbeitete, in eine ao. Professur umgewandelt wurde.

33 Wohl Herbert Assmann (1882–1950), der ehem. Leiter der Medizinischen Klinik Königsberg.

34 Edith Hötzendorfer, Tochter von Engelbert Humperdinck, Ärztin.

35 Georg Pietruschka (* 1914), seit Frühjahr 1946 Referent bei der Deutschen Zentralverwaltung für das Gesundheitswesen. Ab Okt. 1946 stellv. Leiter des Gesundheitsamts der Landesregierung Mecklenburg in Schwerin, Landesvorsitzender der Gewerkschaft Gesundheits- und Sozialwesen.

36 Katschs Sohn Hermann Burchard (1919–1996), vom Vater auch häufig »Büchi« genannt.

37 Liegt dem Tagebuch bei.

38 Günther Rienäcker (1904–1989), Prof. für anorganische Chemie in Rostock, dort Rektor 1946–1948.

39 Rudolf Seeliger (1886–1965), Professor für theoretische Physik und damaliger Rektor der Universität.

40 Kapitan Böttcher war der Verbindungsmann des NKWD in der Stadtkommandantur.

41 Gemeint ist Alexander Nikolajewitsch Afinogenow (1904–1941). Die lyrische Komödie »Maschenka« wurde in Deutschland auch unter dem Titel »Großvater und Enkelin« aufgeführt.

42 Gemeint ist »хорошо«= russ. gut.

43 Fritz von Bergmann (1907–1982), Sohn des berühmten Internisten Gustav von Bergmann, selbst Initiator der Gründung und langjähriger Kurator der Freien Universität Berlin.

44 Evtl. Adolf Schult, ehemaliger Verwaltungsobersekretär an verschiedenen Kliniken.

45 Irmgard Engel, Frau des Ur- und Frühhistorikers Carl Engel (1895–1947), der als Rektor mit Katsch an der kampflosen Übergabe Greifswalds beteiligt war.

46 Heinrich Rau (1879–1963), Bürgermeister 1945–1946, ab Okt. 1947 Oberbürgermeister und Landrat für den Landkreis Greifswald.

47 Walter Glawe (1880–1967), Prof. f. Kirchengeschichte, 1946 im Zuge der Entnazifizierung als NSDAP-Mitglied entlassen, 1947 SED-Beitritt, 1950 wieder mit der Vertretung der Kirchengeschichte an der Theologischen Fakultät Greifswald betraut.

48 Kreiskommandant der SMA.

49 Richard Fritze (1887–1950), seit 17.7.1946 Vorsitzender der Greifswalder Ortsgruppe des Kulturbundes, später mit dem Aufbau der ABF in Greifswald beauftragt.

50 Dr. rer. pol. Johann Friedrich Rickels (1893–1952), seit Okt. 1935 Greifswalder Oberbürgermeister, am 29.4.45 geflüchtet.

51 Glawnoje Polititscheskoje Uprawlenije – sowjetischer Geheimdienst.

52 Entkräftung.

53 James F. Byrnes (1879–1972), 1945–1947 US-Außenminister.

54 Karl Stolte (1881–1951), 1946–1948 Direktor der Kinderklinik und Poliklinik.

55 Albrecht Peiper (1889–1968), aufgrund eines Entnazifizierungsverfahrens 1946 von der Leitung der Kinderklinik abgelöst.

56 Otto Sepke (1910–1997), 1945–1949 1. Sekretär der KPD-Kreisleitung bzw. SED-Kreisleitung Greifswald.

57 Beatrice Christiane Gräfin von Holck (*1915), Nichte der Ehefrau Katschs.

58 Gerhardt Katschs Schwager.

59 Wohl Werner Braun, (* 1907), der seit November 1946 kommissarisch die Pfarre in Gristow innehatte.

60 Womöglich Paul Friedrich Meyer(-Waarden) (1902–1974), Direktor des Instituts für Ostseefischerei der Reichsanstalt für Fischerei in Swinemünde, 1943 als Dozent für Fischereiwirtschaft der Philosophischen Fakultät der Univ. Greifswald zugeordnet, später Direktor der Bundesanstalt für Fischerei.

61 Oberstleutnant, aus Anklam kommend, stellvertretender Stadtkommandant Greifswalds, zeitweise Stadtkommandant nach Jakowlews Tod.

62 Hermann Loeschke (1882–1958), 1931–1948 Direktor des Pathologischen Instituts.
63 Walter Freese (1905–1980), 1945 Vorsitzender des Kreisvorstandes der SPD Greifswald, Februar 1946 – Ende 1947 Landrat in Greifswald.
64 Otto Waldmann (1885–1955), seit 1921 Präsident der staatlichen Forschungsanstalt Insel Riems, 1929 Ehrendoktor der Universität Greifswald, seit 1923 zugleich ao. Prof. an der Med. Fak. in Greifswald.
65 Karl von Scheven (1882–1954), seit 1928 Stadtsuperintendent an St. Nikolai in Greifswald, 1945 Präses der Landessynode, wurde im Oktober 1946 von der neu gewählten Landessynode mit dem Bischofstitel ausgestattet.
66 Otto Dibelius (1880–1967), seit Kriegsende Bischof der Evangelischen Kirche Berlin-Brandenburg, bis 1951 Präsident des Ev. Oberkirchenrats in Berlin, Mitglied des vorläufigen Rates der Ev. Kirche in Deutschland, ab 1949 Ratsvorsitzender der EKD.
67 Lic. Walther Borrmann (*1890), seit 1928 Superintendent und Propst an der St. Marienkirche Angermünde.
68 Helga von Kügelgen, geb. Gräfin von Holck, Katschs Schwägerin.
69 Hans Pichler (1882–1958), Prof. für Philosophiegeschichte.
70 George C. Marshall (1880–1959), von 1947–1949 US-Außenminister.
71 Hanns Schwarz (1898–1977), seit 1946–1965 Direktor der Nervenklinik in Greifswald, 1947 auch ordentlicher Professor für Psychiatrie und Neurologie.
72 Rudolf Thiele (1888–1960), 1938–1945 Direktor der Psychiatrischen und Nervenklinik, 1945 entlassen , im März 1946 erneut kommissarisch mit der Leitung beauftragt und im September 1946 abermals entlassen. Er soll einer späteren Aussage Seeligers zufolge ebenfalls an der Vorbereitung der kampflosen Übergabe Greifswalds beteiligt gewesen sein (UAG PA 206, Bd. 6).
73 Kurt Herzberg (1896–1976), bis 1951 Direktor des Hygiene-Instituts der Universität Greifswald.
74 Erich Pernice (1864–1945), Prof. für klassische Archäologie.
75 Ludwig Heller (1866–1945), Prof. für indische Philologie.
76 Felix Hoppe-Seyler (1898–1945), Prof. für physiologische Chemie.
77 Fritz Curschmann (1874–1946), Prof. für historische Geographie.
78 Adolf Hofmeister (1883–1956), Prof. für mittelalterliche Geschichte.
79 Leopold Magon (1887–1968), Prof. für deutsche und nordische Philologie.
80 Wilhelm Steinhausen (1887–1954), Direktor des Physiologischen Instituts.
81 Friedrich Mager (1885–1974), Prof. für historische Geographie und Kulturlandschaftskunde.
82 Léon Blum (1872–1950), Dez. 1946 – Jan. 1947 Vorsitzender der provisorischen Regierung und Außenminister Frankreichs.
83 Clement R. Attlee (1883–1967), britischer Premierminister 1945–1951.
84 Ernest Bevin (1881–1951), britischer Außenminister 1945–1951.
85 Wassili Danilowitsch Sokolowski (1897–1968), Marschall, 1946–1949 oberster Chef der SMAD.
86 Wolfgang Heubner (1877–1957), Pharmakologe.
87 Gustav von Bergmann (1878–1955), Lehrer Katschs, seit 1927 Prof. an der Charité, war 1946 nach München gewechselt.
88 Seit August 1945 an der Greifswalder Stadtkommandantur, Febr. 1946 zuständig für Handel und Versorgung, Januar 1947 in der Abteilung Wirtschaft.

89 Karl Lühr (* 1907), Schüler Katschs, 1944–1947 Oberarzt an der Medizinischen Universitätsklinik, in deren verantwortlicher Leitung er Katsch bei Abwesenheit vertrat.
90 Joseph Rovan (1918–2004), franz. Historiker und Publizist.
91 Alexander Abusch (1902–1982), Journalist, Schriftsteller und Kulturpolitiker.
92 Nicht identifiziert.
93 Wilhelm Höcker (1886–1955), 1946–1951 Ministerpräsident des Landes Mecklenburg-Vorpommern.
94 Dr. Hans Sieber.
95 Hermann Redetzky (1901–1978), 1945–1951 Leiter des Gesundheitswesens des Landes Mecklenburg.
96 Paul Lau (* 1894) seit Herbst 1946 Präsident der Sozialversicherungsanstalt (SVA), davor Ministerialrat in der Abteilung Arbeit und Sozialfürsorge der Landesverwaltung.
97 Der letzte Satz ist später hinzugesetzt und nicht zu Ende geführt worden.
98 Nikolai Iwanowitsch Trufanow (1900–1982), Generalleutnant, Chef der SMAM 1946–1949.
99 Verstopfung.
100 Michail Alexejewitsch Litwjakow, 1947–1948 Abteilung Gesundheitswesen der SMAM.
101 Rybkin, Oberst, 1946–1949 Leiter der Abteilung Gesundheitswesen der SMAM.
102 Nicht identifiziert.
103 Kropin, Oberstleutnant, Leiter der Abteilung Gesundheitswesen der SMAM.
104 Nicht identifiziert.
105 Michail Alexandrowitsch Skossyrew (* 1906), Generalmajor, Juli 1945–Dezember 1946 Stellvertreter für Zivilangelegenheiten bzw. Chef der Verwaltung der SMAM.
106 Wohl eine Anspielung auf Skossyrews Abberufung wegen angeblicher Verwicklung in Schwarzmarktgeschäfte im Dezember 1946.
107 Hans Volkmann (1900–1975), Prof. für Alte Geschichte, wurde am 15. Januar 1946 verhaftet und hat nach seiner Rückkehr kein Lehramt in Greifswald mehr erlangen können, seit 1952 Honorarprofessor, 1955 Prof. für Alte Geschichte in Köln. Danach getrichen »soll«.
108 Greifswalder Dienststelle des NKWD.
109 Georg Roethe, Leiter der zentralen Personal- und Besoldungsabteilung der Universität.
110 Lappenförmige, fetthaltige Duplicaturen der Tunica serosa am Dickdarm.
111 Wahrscheinlich Paul Brass (* 1892).
112 Kurt Voit (1895–1978), 1946–1949 Dekan der Medizinischen Fakultät in Mainz.
113 Hans Heinrich Berg (1889–1968).
114 Gemeint sind Minusgrade.
115 Gemeint ist Maxim Gorkis Drama.
116 Paul Ignatz Konitzer (1894–1947), seit September 1945 Präsident der Zentralverwaltung für Gesundheitswesen der SBZ, zwei Monate nach seiner Verhaftung durch den NKWD beging er Selbstmord im Militärgefängnis.
117 Adolf Otto Reinhold Windaus (1876–1959).
118 Dr. Jäger, Mitarbeiter der Deutschen Zentralverwaltung, zuständig für den Wiederaufbau der medizinischen Fakultäten in der SBZ.

119 Dr. Arno Hübner, September 1945 Bevollmächtigter der Landesverwaltung für Vorpommern, Oktober 1945–1947 Landrat auf Rügen, ab 1947 Präsident des Verwaltungsgerichtshofs.
120 Roland Niedner (*1913), ehem. Assistenzarzt Katschs an der Med. Klinik.
121 Dr. med. Tribulow, SMAD.
122 Paul Wels (1890–1963), Direktor des Instituts für Pharmakologie und Toxikologie.
123 Harry Braun (1908–1979), Direktor der Klinik und Poliklinik für Haut- und Geschlechtskrankheiten 1946–1948.
124 Wohl Günther Jacoby (1881–1969), Prof. für Philosophie.
125 Arthur Lüttringhaus (1906–1992), Prof. für organische Chemie.
126 Während des Krieges Politoffizier der 65. Armee, ab Mai 1945 in der Greifswalder Stadtkommandantur.
127 Wahrscheinlich Major Machno, Mitarbeiter der Abt. Propaganda/Information der SMAM.
128 Major Schuchmin, 1947–1948 Sowjetisches Nachrichtenbüro (SNB), Zweigstelle Schwerin.
129 Das war seinerzeit Martin Steingräber.
130 Therese Neumann (1898–1962), deren Blutwunder bis heute umstritten sind.
131 Erwein Freiherr von Aretin (1887–1952).
132 Irmgard Katschs Schwester und deren Ehemann.
133 Walter Jahnke (1899–1977), Direktor der Augenklinik 1946–1949.
134 Wohl Ernst Krüger (*1894).
135 Rüdiger von Hagen (*1906), Güterdirektor der Universität und Stellvertreter des Kurators seit Juli 1946.
136 Obersleutnant, Gesundheitschef der Kreiskommandantur der SMA.
137 Alfred Schittenhelm (1874–1954), Internist.
138 Alfred Lublin (1895–1956), 1929–1935 Assistent und Oberarzt an der Medizinischen Klinik und Poliklinik, auch für das Diabetikerheim in Garz tätig, emigrierte während der NS-Zeit nach Bolivien und wirkte dort bis zu seinem Tod als Internist.
139 Im Original 7.4., aus dem Text ergibt sich aber, daß der Folgetag gemeint sein muß.
140 Nicht identifiziert.
141 Wilhelm Schmidt-Kessen (* 1919).
142 Elita von Loesecke, älteste Schwester von Irmgard Katsch in Hamburg.
143 Wjatscheslaw Michailowitsch Molotow (1890–1986), sowjetischer Außenminister 1939–49.
144 Otfried Günther (*1921), seit 1945 als Assistent von Katsch an der Medizinischen Klinik, 1950–57 leitender Arzt des Diabetikerheims in Garz.
145 Hans Joachim John (* 1917), seit 1945 Assistent Katschs an der Medizinischen Klinik, 1948–50 leitender Arzt des Diabetikerheims in Garz.
146 Tatsächlich wurde Lühr am 27. April 1947 mit der fachärztlichen Beratung des Zentralsanatoriums der SMA in Bad Elster beauftragt. Bei dessen Umwandlung zur staatlichen Rheumaklinik und Rheumaforschungsanstalt Bad Elster im Oktober 1947 wurde er dessen Direktor.
147 Hugo Pfeiffer (1901–1976), 1944 Leiter des NKFD Greifswald, 1945 Bürgermeister in Greifswald und im September desselben Jahres auf Anordnung der SMA seines Amtes enthoben.

148 Ulrich Wellmann (1881–1947), seit 1928 Pfarrer in Behrenhoff.
149 Otto Heinrich Dragendorff (1877–1962), Prof. für Anatomie.
150 Rudolf Pannhorst (1904–1983), seit 1929 an der Medizinischen Klinik, 1939 Dozent, 1944 apl. Prof. für innere Medizin.
151 Hans Briest, ehem. Besitzer in Boltenhagen bei Klevenow, Sohn des Ehrensenators der Greifswalder Universität.
152 Hugo Eckener (1868–1954), Luftschiffpionier.
153 Bruno Vierk (*1895), Oberpräparator am Anatomischen Institut, seit 1945 Betriebsrat, 1946 Vorsitzender des Gesamtbetriebsrates. Der Betriebsrat mit dem parteilosen Bruno Vierk an der Spitze wurde in Greifswald bereits sehr früh, Mitte August 1945 gebildet. Vierk ist später wegen Veruntreuung entlassen worden.
154 Gemeint ist Wietzetze.
155 Gemeint ist M. A. Skossyrew, ehem. Chef der Verwaltung der SMAM.
156 russ. = Hund.
157 Die Notizen von 22.5.–30.5. befinden auf zwei eingelegten Einzelblättern.
158 Der Platz für den Namen wurde freigelassen.
159 Hermann Kastner (1886–1957), 1946–1948 sächsischer Jusitizminister, 1949–1950 stellv. Ministerpräsident der DDR.
160 Gerhart Jander (1892–1961), Direktor des Chemischen Instituts.
161 Kurt Wiechert (1914–1986), Dozent für organische Chemie.
162 Friedrich Müller (1912–1978), seit 1945 Assistent Katschs an der Medizinischen Klinik, 1951 Oberarzt und 1958 Direktor der Medizinischen Klinik.
163 Hans Wilhelm Bansi (1899–1982), Chefarzt der I. Medizinischen Abteilung des Allgemeinen Krankenhauses St. Georg in Hamburg.
164 Hermann Betz (*1918), sollte ursprünglich als Assistenzarzt eingestellt werden, konnte dann aber nur eine Volontärassistentenstelle erlangen und wurde 1948 wegen »verleumderischer und diffamierender Behauptungen« über Katsch, die »in erpresserischer Form vorgebracht wurden«, entlassen. (UAG PA 859).
165 Nationalsozialistisches Fliegerkorps.
166 Hans Gotthilf Strasser (1883–1963), 1946–1948 Finanzminister Mecklenburg-Vorpommerns, neben seinen politischen Ämtern ab 1948 auch Prof. in Rostock.
167 Otto Rießer (1882–1949), von 1921–1928 Prof. f. Pharmakologie in Greifswald, später Breslau, emigrierte nach Holland und überlebte dort den Holocaust.
168 Otto Hübner (1876–1952), Direktor der Klinik und Poliklinik für Stomatologie.
169 Walter Elliger (1903–1985), Prof. f. Kirchengeschichte und christliche Archäologie.
170 Der letzte Absatz nachträglich eingefügt.
171 1947/48 erhielt die Universität Teile des ehemaligen Luftwaffenlazaretts und der Seydlitzkaserne zugewiesen, die zu Wohnungen, Studentenheimen und einer Tbc-Station umgebaut wurden.
172 Georges Bidault (1899–1983), französischer Außenminister Januar 1947–Juli 1948.
173 Ernst Krüger (*1894), 1946–1948 Arzt an der HNO-Klinik.
174 Evtl. Wilhelm Jürgens, März/April 1946 Mitlied im Kreiskomittee für gegenseitige Bauernhilfe.
175 Hermann Lindgreen (1890–1965), Mitglied der Bodenreformkommission im Landkreis Greifswald.
176 Im Tagebuch gehört dieser Eintrag zum 23.10.1946.
177 Edith Zühlsdorff (1899–1978), Vorsteherin in Karlsburg.

178 Hilde Becker-Bevensen, Oberin in Garz 1948 – ca. 1955.
179 Wohl Gardeoberstleutnant Panow, zwischen Oktober 1947 und Juni 1949 Kommandant von Stadt und Kreis Greifswald.
180 Richard N. Wegner (1884–1967), Febr. 1948 bis Jan. 1949 Hauptabteilungsleiter der Abteilung Gesundheitswesen bei der DWK, Nov. 1948 Berufung zum Prof. mit Lehrstuhl für Anatomie und Direktor des Anatomischen Instituts in Greifswald.
181 Maxim Zetkin (1883–1965), 1945–49 1. Vizepräsident der Deutschen Zentralverwaltung, zuständig für Personal- und Organisationsfragen.
182 Karl Linser (1895–1976), seit 1947 Nachfolger von Paul Konitzer als Präsident der Deutschen Zentralverwaltung für das Gesundheitswesen.
183 Erwin Lampka, Sekretär beim Vorsitzenden der DWK.
184 Jenny Matern (1904–1960), 1948/49 Hauptabteilungleiterin in der Hauptverwaltung für Arbeit und Sozialfürsorge der DWK, Mitglied des Deutschen Volksrats.
185 Heinrich Rau (1899–1961), 1948/49 Vorsitzender der Deutschen Wirtschaftskommission (DWK).
186 Reinhold Lobedanz (1880–1955), Nov. 1945 bis März 1950 Ministerialdirigent bei der Mecklenburgischen Landesregierung, 1. Landesvorsitzender der CDU Mecklenburgs, 1948/49 Mitglied der DWK.

PERSONENREGISTER

BILDNACHWEIS

Universitätsarchiv Greifswald: Umschlag, S. 56, 102, 103, 140

Archiv Peter Wulfert: S. 73, 106, 129, 144

Archiv Otfried Günter: S. 99

Sammlung Schreder, jetzt Archiv Irmfried Garbe: S. 89, 127

Sammlung Wenig, jetzt Archiv Prof. Dr. G. Köhler: S. 81, 136